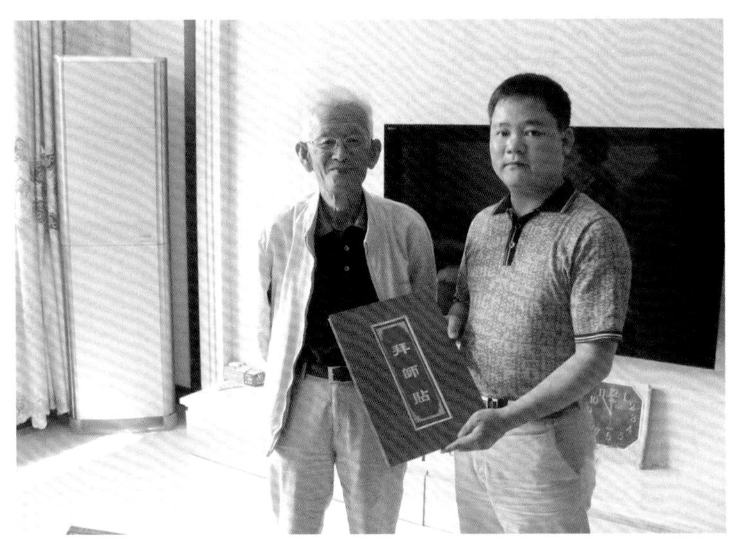
拜師貼

山西拜师

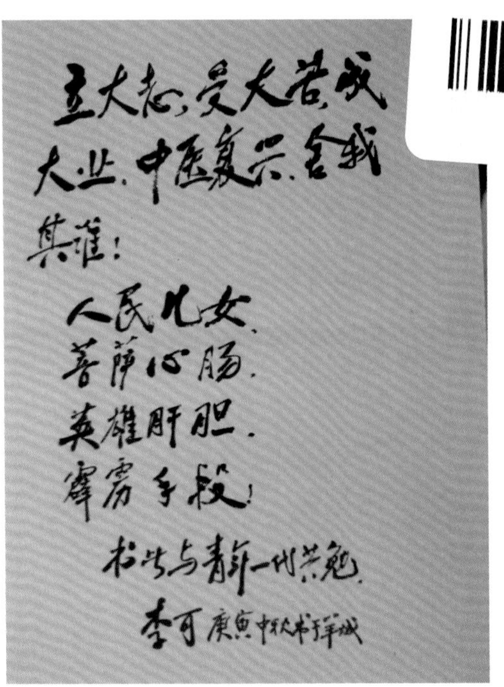
立大志，受大苦，成
大业，中医复兴，舍我
其谁！
人民儿女，
菩萨心肠，
英雄肝胆，
霹雳手段！
书此与青年一代共勉，
李可 庚寅中秋书于羊城

李可寄语

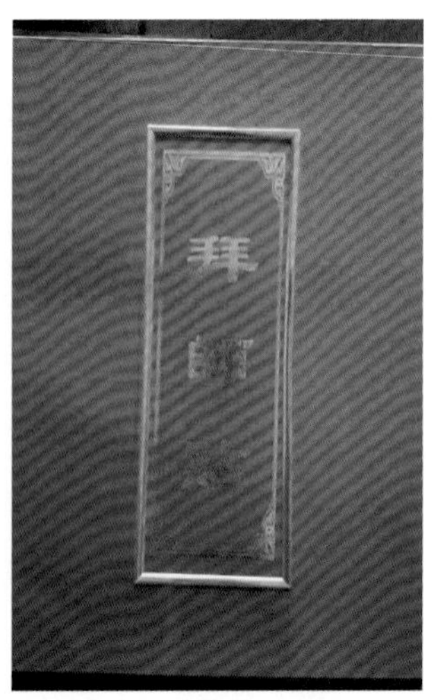

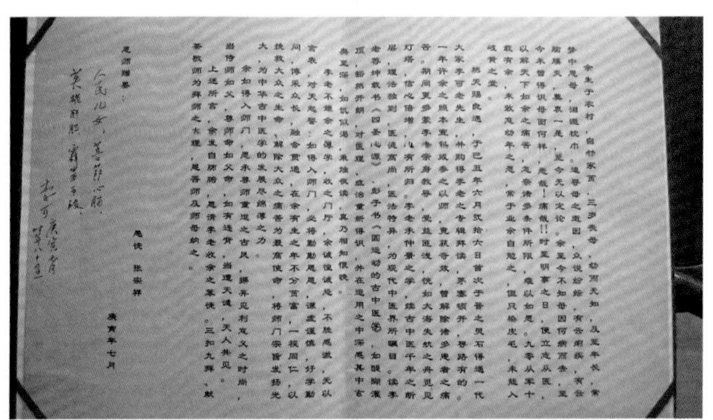

余生于农村，自幼家贫，三岁丧母，幼而无知，及至年长，常梦中思母，泪湿枕巾。迨母之逝因，众说纷纭，有云肺病，有云肠胀失养，甚是一是，至今无以定论。余至今不知母因何病而去，至今未曾得识母面何样，悲哉！痛哉!!时至明事之日，便立志从医，以解天下如余之痛苦，无奈诸多条件所限，难以如愿。九零从军十载有余，未敢忘幼年之愿，常于业余自勉之，但只触皮毛，未能入岐黄之堂。

然天赐良缘，于己丑年六月贰拾六日首次于晋之灵石得遇一代大家李可老先生，并购得李老之专辑拜读，茅塞顿开，寻路有的。一年许余之照本宣科，咸参之以师，竟获奇效，曾解除诸多患者之痛苦。期间更多蒙李老亲身教导，受益匪浅，使如大海失航之舟见灯塔，信心倍增，心有所归。李老承仲景之学，继古中医千年之断层，理法独到，医德高尚，医法特异，为现代中医界所瞩目。读李老推荐书《四圣心源》、彭子书《圆运动的古中医学》，如醍醐灌顶，豁然开朗，对医理、症治重新得识，并在运用之中深感其中玄奥至深，如饥似渴，秉烛夜读，真乃相知恨晚。

李老不嫌余之浅学，收之门厅，余诚惶诚恐，不胜感激，无以言表，对天起誓：如得入师门，必将勤勤恳恳，谦虚谨慎，好学勤问，博采众长，融会贯通，在余有生之年不分贫富，一视同仁，以挽救大众之生命，解除大众之痛苦为最高使命，将师门宗旨发扬光大，为中华古中医学的发展尽绵薄之力。

余如得入师门，是承尊师重道之古风，摒弃见利忘义之时尚，尊师如父，尊师命如父命，如有违背，当遭天谴，天人共见。

上述所言，余发自肺腑，恳请李老收余之拜帖。三叩九拜，献蔘敬师为拜师之大理，恳请师及师母纳之。

愚徒 张宗祥

庚寅年七月

恩师赠言：

人民儿女，菩萨心肠，英雄肝胆，霹雳手段。

李可 庚寅

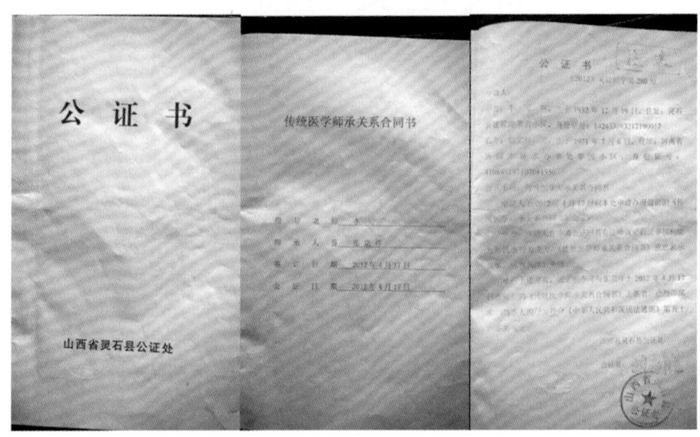

公证书

山西省灵石县公证处

传统医学师承关系合同书

公证书

作者正式拜李可为师证件

命门火衰至腰椎间盘突出一例

葛军，男，37岁，531军工厂工作。

2011年12月16日来诊。椎间盘突出，疼痛剧烈，右关弱，舌淡，纳可，二便差，面黄黑，声音低微，诊为命门火衰，中土虚寒。制方：

制附片45 干姜45 炙甘草60 肾四味120 炒小茴香30 醋元胡15 川楝子15 白术45 党参30 茯苓45 五灵脂30 桂枝45 细辛45 白芍30 麻黄5 生姜45 大枣12枚 核桃6枚 加水六斤，熬至8两，三次服。 7剂

2011年12月25日二诊，服药后疼痛减轻，按摩后疼痛加剧，便稀软。患者在车间工作，工作劳累，小病积劳，督脉失养，脉浮洪，双尺微，制方：

黄芪250 当归30 制附片45（日加5） 干姜45 炙甘草60 肾四味120 续断30 醋元胡10 川楝子10 桂枝45 怀牛膝45 细辛30 葛根90 党参15 五灵脂15 白芍30 生半夏45 麻黄5 生姜45 大枣25枚 核桃6枚 吴茱萸30

2011年1月4日来诊。患者不再按摩，服药后痛止，脉

李可教授亲自指导作者
“腰椎间盘突出”案例

子宫肌瘤

卢海梅，女，36岁。2011年11月3日来诊。

子宫肌瘤2个（2.3*1.8 2.1*2.2），月经腹痛，舌滑淡红双脉沉，服他医中药26剂无效，且增大。制方：

桂枝45 丹皮15 赤芍45 茯苓45 红参15 五灵脂15 桃仁30 红花30 土元15 大贝15 柴胡30 鸡内金30 甘草30 漂海藻30

“生水蛭6 炮甲珠6 蜈蚣3条”制粉冲服 7剂。

患者服完后，又取药服用10剂，2011年11月26日来电告知检查肌瘤消失。

李可教授亲自指导作者
“子宫肌瘤”案例

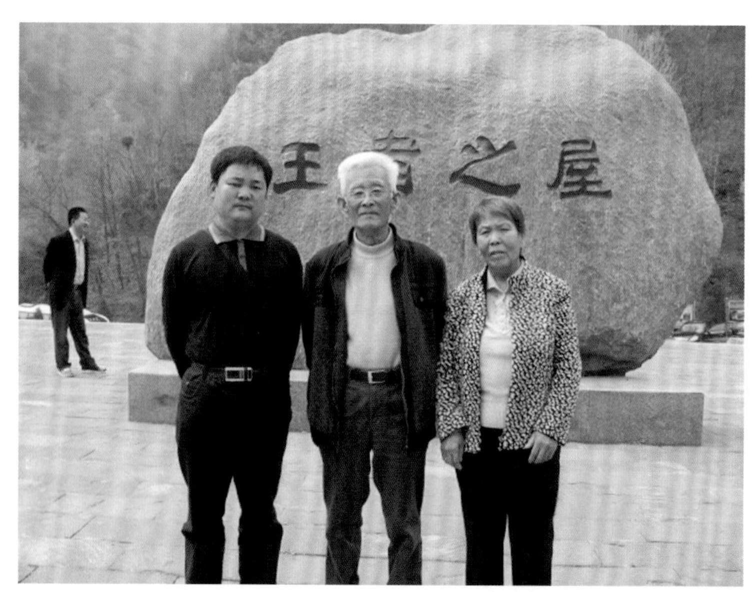

作者与李可夫妇在王屋山

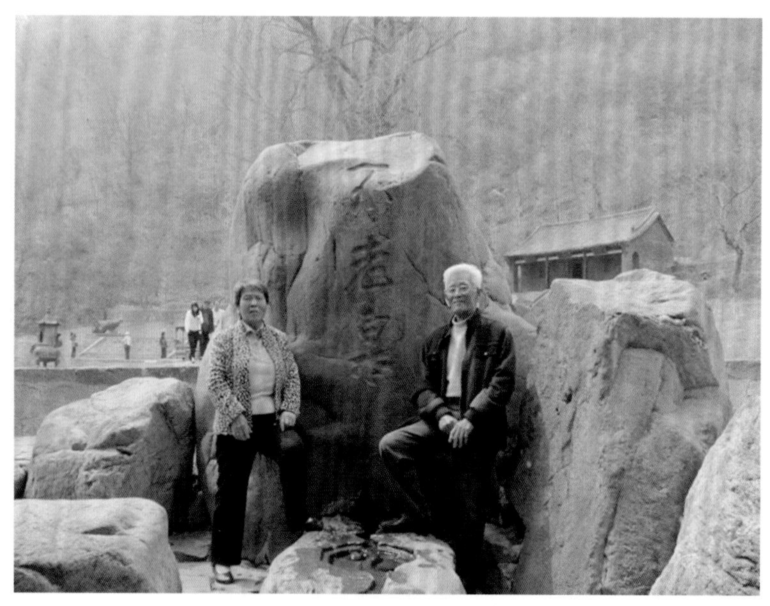

王屋山千年银杏不老泉

李可学术思想临证实践

编著 张宗祥
主审 李 可

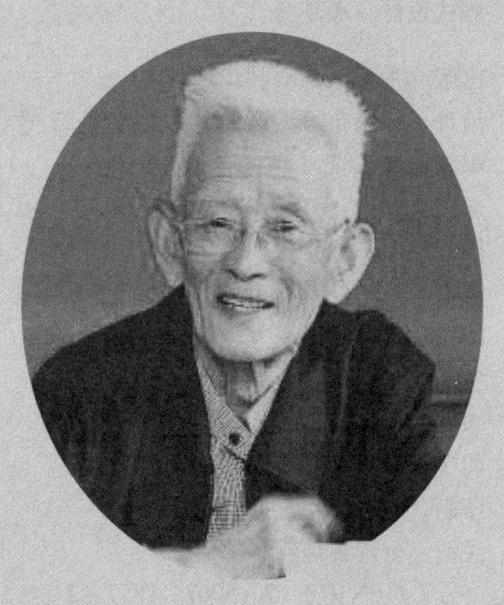

中国医药科技出版社

内容提要

本书是根据作者跟师李可学习和实践感受而写成的，主要分为以下几个部分：一是缘起篇，是作者个人因病求治于恩师的整个治疗过程，也是作者第一次亲服大剂量附子、半夏的切身体会和感受，特列于首篇。二是跟师篇，为作者在学习实践过程中，李可曾亲自指导过的部分医案，也是作者学习和掌握李可学术思想的起步，所有病案都真实有据可查。三是实践篇，是作者运用李可学术思想的实践医案，其中不乏一些疑难重症的治疗，且重复性较强。适合中医临床工作者和中医爱好者阅读使用。

图书在版编目（CIP）数据

李可学术思想临证实践/张宗祥编著．—北京：中国医药科技出版社，2016．5

ISBN 978－7－5067－7857－2

Ⅰ．①李…　Ⅱ．①张…　Ⅲ．①中医学－临床医学－经验－中国－现代
Ⅳ．①R249．7

中国版本图书馆 CIP 数据核字（2015）第 258136 号

美术编辑　陈君杞
版式设计　郭小平

出版　中国医药科技出版社
地址　北京市海淀区文慧园北路甲 22 号
邮编　100082
电话　发行：010－62227427　邮购：010－62236938
网址　www．cmstp．com
规格　710×1000mm 1/16
印张　14 3/4
字数　192 千字
版次　2016 年 5 月第 1 版
印次　2023 年 7 月第 8 次印刷
印刷　三河市百盛印装有限公司
经销　全国各地新华书店
书号　ISBN 978－7－5067－7857－2
定价　38．00 元

前言

恩师李可，近年来中医界的一个传奇。他崇尚仲景学说，博采众家，私淑清末伤寒火神派始祖郑钦安、民初古中医学派鼻祖彭承祖，尽得精髓，擅长融寒温于一炉，是我国运用纯中医的理法方药从事急症救治、独具特色的临床大家。

具有独特的思维体系，处方药味多，剂量重，相反相畏药同用。对诸多危急重症诊察明细，善抓病机，投药大胆，煎服法独特，善后调摄得当，形成一套完整的体系，验之于临床，亦常获殊效。

从事中医临床探索 50 余年，诊脉 10 余万人次，临证以人为本，顾护脾肾元气为先，“每遇急险重危症，使用剧毒中药救治，皆获起死回生之效。疑难痼疾用之则立见转机，累起沉疴。”擅长以重剂救治心衰、呼衰等危急重症，尤其擅用附子（一生累计超过 5 吨）、乌头之类峻药抢救濒危病人，使数以千计的垂危病人起死回生。其中有案可查，被西医下了病危通知书者，也有 100 余人，在国内颇有影响。

擅长用针灸急救，为成功辨证施救赢得宝贵时间，创造有利条件，在李可任职灵石县人民医院中医科主任时，医院急救中心由中医科担任，这在全国各医院中可谓绝无仅有，由此被著名中医大家邓铁涛先生称为“中医的脊梁”。通过长期的临床实践，对阴证的辨识积累了十分丰富的经验，并由此提出“万病不治，求之于肾”，“表是邪之入路，亦是邪之出路”，“重视季节时辰发病规律”，“无苔舌不尽属阴虚”，“足心如焚例同浮阳外越”，“骨蒸劳热并非阴亏”等重要理论，显著提高了此类病症的中医临床疗效。

我因病求治于恩师，又蒙恩师厚爱收为徒弟，从师几年来恩师谆谆教导，不藏于私，倾囊所授，在实践中得到恩师的悉心指点，谨慎辨证，大胆用药，竟取得了小许成绩。恩师虽逝去近三年，但他的音容笑貌总是萦绕于我的心中，激励着我不停地在中医的海洋里探索实践。经过多年的实践，大胆运用恩师的理法方药，积累了一些值得推敲的医案，其中，肯定有诸多不足，也有悖于传统的中医思维，但疗效最有说服力。希望能为李可中医药学术思想的传承和中医的发展复兴提供另外一个思考角度。本书根据我跟师学习和实践感受主要分为以下几个部分。

1. 缘起篇：是我个人因病求治于恩师的整个治疗过程，也是我第一次服药大剂量附子、半夏的切身体会和感受，特列于首篇。

2. 跟师篇：是我在学习实践过程中，恩师亲自指导过的部分医案，是我学习和掌握李可学术思想的起步，所有病案都真实有据可查。

3. 实践篇：是我运用李可学术思想的实践医案，其中不乏一些疑难重症的治疗，且可重复性较强。

如何学好中医，掌握中医的精华，是所有有志于中医之人士不断思考的问题，恩师李可一生只有一本《李可老中医急危重症疑难病经验专辑》留世，他在世时大部分时间都用于诊病和传播中医，印象最深的就是恩师每次外出讲学诊病总是书不离身，无论再忙，总是要抽出时间来读书学习，八十高龄依然如此，勤耕不辍，他以一生的经验告诉大家，要想学好中医，惟一的办法就是尊经重典，多读书，实践再实践，总结再总结。他常言，老祖宗已经把理讲得很透彻了，我辈所做的是要传承和发扬，认真学习医理，在浩如烟海的古籍中发掘切实可用的方剂来造福天下。他是这么说的，也是这么做的，他在专辑中所创立的破格救心汤、偏正头风散、重订小续命汤等方剂，在临床使用上立竿见影，效如桴鼓，这就是他言行一致的真实写照。

2012 年 11 月，为庆祝师父生日，我写了这本实践录，拿给师父审阅，师父异常高兴，并让我重新再加入其他医案给他。当时他已经重病在身，但是他依然抱病认真地审阅，并叮嘱要尽快将这个小册子出版。师父在患病期间依然每天坚持为患者诊病，全然不顾自己的身体，体现了一个大医所应有的无私、博爱、奉献的伟大精神，师母告知，师父每天最关心的就是中医的发展和每个弟子的成长，根本就不把自己的病情放在心上。师父临终前一天，我刚走进师父房间，师父即示意我坐到他身边，用他那曾经挽救无数生命的手使劲抓着我的胳膊，语声不清、连续地说了几遍“拖泥带水”，这是师母在边上的翻译，师母两眼含泪，哽咽地说：都到了这个时候，他放不下的还是中医，还是你们这些弟子啊，我明白师父的意思，眼睛早已模糊不清，无以言表。

师父逝去，今年是三周年，出此书以纪念恩师。

承恩师意，实践再实践是本书的初衷，恩师今年已逝去三周年了，传承发扬中医，认真学习实践就是对恩师最大的回报，但由于个人的水平有限，不足之处还望同道指正，另外书中附子的使用，都是建立在悉心辨证和临证经验的基础上的，读者切勿盲目照搬，机械套用，而且市场上附子的加工存在诸多的问题，影响了其功效和使用安全，不可不知。

1. 有几个问题需要特别说明

（1）附子的使用量：附子的使用，医者要认真辨证准确，需遵循逐日少量递加的方法，只要病情需要，尽可放心使用，以病人有知为度。有知的具体表现主要是：病人感觉服药后烦躁胀满，且伴有晕麻感，有些病人会感觉有较为强烈的上火感觉，却没有上火的症状，此时只需将原有剂量下调 20g 即可，无须惊慌，不要误将正常的药物反应认为是附子中毒，胡言附子伤阴而不知所措。

（2）附子的煎煮：经恩师多年的实践，附子一般不需要单独煎煮，在煎煮含有大剂量附子的中药时，只需在水开后再文火煎 2 个小时以上，绝对不要低于 2 个小时即可，另外，在所有含有附子的方剂中必须配伍炙甘草来佐制附子毒性，附子在超量使用时，炙甘草的用量不低于 60g。目前，我使用的附子主要由生附子、熟附子、炮附子，个人经验：以攻为主用生附子，攻守各半用熟附子，以守为攻、温中散寒用炮附子。人散剂用于寒瘀经络较重的，如股骨头坏死、类风湿等，用生附子，但服用量需严格根据个人体质调整，其余散剂全部用炮附子。个人经验，仅供参考。

（3）附子中毒的解救。如出现未按要求煎煮而出现的附子中毒，如口麻、抽搐，可用下面方法救急：立即口服真浓蜂蜜（蜂蜜必须为真蜂蜜，而非市场上的一些合成蜂蜜），并以生甘草 90g、防风 30g、黑豆 30g，浓煎，送服生绿豆粉30g，须连续服用3～4次。一般情况经过上述处理后，都能在极短的时间内转危为安。

2. 书中出现的一些习惯性写法说明

（1）“制天雄60g（日加5～100g）”指的是制天雄基础量为60g，然后每天在前一天的基础上再加5g制天雄，一直加到100g为止。“制天雄60g（日加5g）”，指的是制天雄在60g的基础上每天在前一天的基础上再加5g，没有上限，一直到患者有知为止，此时医者需密切观察和掌握患者的服药情况，根据病情的发展和转归来确定附子的合理用量。

（2）“三石”指的是生龙骨、生牡蛎、磁石。“砂米”指的是去壳砂仁。“天龙”指的是壁虎。

（3）“肾四味”指的是枸杞子、淫羊藿、盐补骨脂、菟丝子，菟丝子在使用时需用白酒浸泡20分钟再入药同煎。

（4）“止痉散（6g－3条）”中前面6g指的是清全虫的用量，后面3条指的是蜈蚣的使用数量，不可搞混。

（5）“定风丹”指的是制何首乌和炒白蒺藜两味药。

（6）“培元固本散”在恩师的专辑中有专门论述，在此不再做其他说明。“培元固本散（1/2）”指的是培元固本散原有剂量的1/2。

（7）“旬7”指的是服药7剂，停药3天，然后再服7剂，再停药3天，如此循环的服药方法。

（8）“再造散”组成：紫河车100g、红参100g、琥珀100g、鹿茸100g、三七200g。这是师父李可在不断实践中，在培元固本散的基础上改进而成，以增强峻补先天、加强受损组织的修复能力而设。“再造散1/2”指的是再造散原药物剂量的1/2。

（9）方中下划线部分药物指的是共同制粉，分次随药冲服。

（10）书中所有注明“后下”字样的方子，均需熬煮两个小时以上，并在中药熬煮完成前30分钟将所标注药物下入同熬。

张宗祥

2015年11月

目录

李可法度

师父李可，学医于逆境，以经典为师，苦心钻研，大胆实践，崇尚仲景学说，博采众家，私淑清末伤寒火神派始祖郑钦安，精研古中医学派鼻祖彭子益之圆运动理论，尽得古中医学精髓，运用古中医学理论和经方原有的剂量，屡起急危重症于顷刻之间，是真正擅长融寒温于一炉，运用纯中医的理法方药从事急难重症救治、独具特色的中医临床大家。

师父以半个多世纪的实践证明了古中医学的博大与神奇，证明了古中医学的伟大和不可替代，用无数例鲜活的病例有力驳斥了污蔑中医、甚至狂妄叫嚣要取缔中医的宵小之徒。师父曾坦言：我无门无派，只是为还古中医学的本色而毕生探索，为中医的伟大复兴而终生奋斗。师父对中医忘我的精神与付出得到了国医大师邓铁涛、朱良春等中医大家的推崇，邓铁涛更是由衷的赞叹李可为中医的脊梁！

师父在长达60余年的行医生涯中，临证、辨证、用药谨遵古中医学原有的理论与剂量，经过长期的积累和总结，在恢复古中医学特色的基础上，通过大量的临床实践，在理法方药、辨证临证上，形成了自己特有的“李可法度”。

李可法度一

大医精诚，以德为先。在漫长的行医生涯中，以瘦弱的身躯背负着中医未来的希望独行于大山中的小路上，一切以病人为重，师父为了抢救病人，经常亲自为病人煎药、喂药，不分病人身份高低而彻夜守护于病人床前，直至病人脱险，师父用自身的行动语言告诉弟子，优良的医德是一个医者必备条件，碰到危重病人一定要果断伸手救助，尽最大力量抢救病人，最大限度使病人减轻痛苦，决不可为了个人的荣誉得失而退避三舍，推三阻四，置病人危难于不顾。作为一个医者，医德与医名何者为重？师父以一生的实际行动给出了明确的答案。

李可法度二

尊经重典，不断学习。师父在诊务之余，乃至外出讲课之余，随身携带最多的是中医书籍，一有空闲，便捧书静读，温习经典，全没有功成名就，唯我独言的自大现象，总是不停地在中医古籍中发掘探索。我同大师兄陈长青在整理师父的书籍时，发现了一本已经被师父翻看日久脱掉了书皮封面的医书，由于使用的频率过大和时间的关系，已经无法考证真正的书名，但书中几乎每一页都有师父的学习记录和注解，整书近500余页，每一页都浸透着师父对中医的渴求与探索，可以想象出几十年中一个瘦削的身影忘我学习秉烛夜读的情形。师父教导，在医言医，古法已立，遵从古法，在浩瀚的中医典籍中挖掘出切实可用的方剂造福于今天，方为正本。师父正是秉承这样的理念，以经典为基础，博采众家之长，在经方的基础上总结出了破格救心汤、攻癌夺命汤、攻毒承气汤、变通大乌头汤、三畏汤、培元固本散等20余首切实可用的方剂，这些方剂成为中医在救治疑难杂症、急危重症的有力武器。在对《伤寒论》仔细参读之后，总结出了《伤寒》113方，实际就是理中与四逆两方；治病的根本就是救胃气，保肾气；救得一分胃气就有一分生机。使看似复杂的中医理论化繁为简易于掌握，更是不顾年高奔波多年整理出版了彭子益遗书《圆运动的古中医学》。师父是个实干家，一辈子除了“经验专辑”之外，没有任何理论书籍出版，他常言：老祖宗已经将理讲完了，我们后人只要认真验证与传承就是对中医最大的贡献。

李可法度三

大胆实践，突破常规。师父一生使用附子、生半夏、生川乌、细辛等被认为是剧毒的中药达数十吨，突破常规用量，常起沉疴于顷刻，对许多疑难重症，如心脏病、癌症等的治疗取得了明显治疗效果。根据现代对古代度量衡的科学考证，在实践中完全恢复经方的用量，在辨证准确的基础上，真正体现了中医治疗疾病一剂知、二剂已，甚至覆杯即愈的神奇效果，以实际效果告诉世人，中医不是慢郎中！师父提出重病要用重剂，以霹雳手段狙击疾病，正如一个成年人和一个小孩子的饭量不同一样，重病与轻病、急病与慢病需分别对待，合理对药量大小予以调整。在使用附子等药物时，剂量逐日递加，一直到患者有知为度。对患者服药过程中所出现的排病反应，要仔细分析，果断决策、持续给药以保持治疗效果；也要明确知道药物的毒性反应，掌握解毒方法。现在有些人在看了师父的“经验专辑”之后，错误地认为只要敢大剂量的使用附子就是得到了真谛，于是照葫芦画瓢，盲目模仿使用专辑的方剂，不分寒热，不加辨证或是辨证不准，使患者服药出现了很多不适难受的症状，甚至使病情加重。出了问题则不知所措，一味逃避，却告诉患者附子伤阴，极大地影响了人们对古中医的正确认识。师父破格使用附子，一生中将附子使用的出神入化，轻者几克，重者达到数百克，都是建立在深厚的古中医理论基础上的。一件出色兵器在圣者手中就会游刃有余的发挥它应有的功能能量，在庸者手中则有可能带来无边的灾难，慎之，慎之！

李可法度四

谆谆育人，无私奉献。救命的法子不保密！这是师父经常挂在嘴上的话。他的无私在他所著的专辑中尽显无遗，师父对每个弟子，甚至每一个有志于中医之人都倾囊所授，不存稍许私心，把自己一生心得全部的公知于天下，不知造福了多少患者，有些患者尽管没有面见师父诊病，仅拿着他的书照方用药也取得了极好的效果。他的专辑也成了很多临床中医师的案头必备，在紧急时刻总能找到合适的解决方案。师父对每一个弟子都倾注全部心血，对弟子们的发展给予极大的支持，不顾年高，常年奔波于全国各地诊视患者，传经讲学，为古中医的发展与复兴奔走呼吁，直至蜡炬成灰，春蚕丝尽！

法度既定，以上法度是我跟师学习的深刻体会，必将成为中医危难时刻的中流砥柱，撑起复兴中医的坚强脊梁，师父万古，特作此篇以资纪念！

缘起篇

与师父相识缘于我对学医之向往。我三岁时丧母，直到今天都不知道母亲因为什么病去世，当时家在农村，母亲连一张相片都没有留下，多年以来对母亲的思念只是在梦中，从小就痛恨可恶的病魔毫不怜惜的夺取母亲生命，使我和妹妹这辈子都不知道母亲的容貌。更为可恨的是，母亲刚刚去世，病魔又祸害我的父亲，父亲因肾炎整整在医院度过了三个年头，直到我 6 岁的一天父亲才从郑州医院回来。在我的记忆之中，随后的几年里每到冬天来临之时，父亲都会做上两大缸的药丸子一直吃到来年的春天，由于药丸是甜的，我经常偷吃，现在我已经 44 岁而没有一根白头发，可能和当年偷吃药丸有关。记忆中最大的乐趣是和父亲坐在院子里敲羊骨头里的骨髓吃，也记得冬天敲开冰层为父亲洗紫河车来培补身体，及至成人之后，励志学医，但由于各方原因所限，终难入岐黄之门。

1990 年入伍从军，1996 年到西安上学，有次感冒，吃了好多西药，一个礼拜都没有好转，后来在学校旁边的一个药店找一老中医吃中药两剂，病即痊愈，更加激起我对中医浓厚的兴趣，经常在课余到药店帮忙煎药，以便向老中医请教，可惜的是多年后再去西安，当年的老中医已经遍寻无迹，但是老先生对我的中医启蒙，让我永远铭记于心。

2001 年转业到地方工作，尽管工作繁忙但多年来对于中医的执着追求从未在心头淡化，2004 年始，奔波于北京等地寻师，茫无头绪，根本原因在于我是半路学医，没有经正规院校学习，大师们都嗤之以鼻。2008 年初，由于多年的工作劳累，我感觉自己的身体出现了极大的不适，口干喜饮，腹胀且易饥，终日昏昏沉沉，精神萎靡，晚上胸闷疼痛，常在睡梦中痛醒来，心中恐惧，难以入眠，在白天也常有发作。至2009年更为严重，正常生活受到极大的影响，在省人民医院全面检查为冠心病，医院极力建议放入支架，思虑再三，没有进行手术。2009年8月16日赴灵石拜见师父求医，初见师父就觉似曾相识，师父和蔼可亲，言语平和，根本没有大师做派，这就是我苦寻多年的老师啊，顿觉中医之路已现一线光明。师父没有因为我是半路学医而嫌弃，鼓励我多看书多学习，多了解中国的古文化，并向我推荐彭子益的《圆运动的古中医学》。从此以后，我以师父经验专辑为案头必备，按照师父教诲驾小舟游于中医海洋，认真学习，做好笔记，并在学习之余为亲戚朋友大胆诊病，常将病案送于师父阅批。一年之中累计去向师父请教汇报学习达60余次。

记得我治疗的第一位病人是我的同学，全身及额头长满牛皮癣，如穿盔甲一身，按照师父经验专辑指导使用乌蛇荣皮汤，疗效明显，不到一个月时间，头部及上半身基本痊愈，使我信心大增。2010年4月12日，师父亲临济源，病治有缘人，困扰我同学多年的顽疾牛皮癣在师父的亲自诊治之下，服药100余剂没有使用任何外用药而完全治愈，显示了中医强大而神奇的疗效。

一年来每有疑问，师父都不分早晚休息时间，不厌其烦给我认真指导，修改病案。功夫不负有心人，时间定格于2010年8月16日，距第一次见到师父恰巧一年的时间。那天我带一位病人和几个病案赴灵石见师父，师父看完我的病案之后，放下手中的笔，点燃一支烟沉吟良久，注视着我轻轻地说：你将病案发给陈长青，你就称呼他为师兄吧。我一时惊呆，继而欣喜若狂，以为自己听错了！师父大德，挽我入中医之门。我有何能得师父垂怜，半路学医，总担心学不好给师父脸上抹黑。师父对我说：要有信心，年龄和学历不是问题，专业也不是问题，古代著名的医学家有很多都是40岁左右学的医，李东垣在学医之前也是在你们济源当税官啊，后来因其母生病才开始学医，不也成为了医学大家了吗，只要用心没有做不成的事情。我自己不就是半路学医的吗!

拜师是个严肃的事情，更何况是拜大医李可为师。回济源之后，我精心拟写拜师帖，于8月28日赴灵石投拜师帖，行拜师礼，师父欣然题字：人民儿女，菩萨心肠，英雄肝胆，霹雳手段。这正是师父一生的写照啊。

拜师之后，我更是得到了师父特别关心和指导。并按照师父的推荐开始认真学习《圆运动的古中医学》、《伤寒论》、《金匮要略》、《四圣心源》等著作，找到了一条学习中医的正路、捷径。从师几年来，在师父的谆谆教导和精心点拨之下，大胆实践，遇有疑难，师父不论早晚总是不厌其烦的给我耐心讲解，使我在中医路上排除万难、一路前进。为更好地宣扬和传承师父的理法方药，也为自己能有一个更好地实践基地，2011年10月8日创办古医堂，以纯中医手段来验证古中医理论，实践师父的中医药学术思想。古医堂开办之日，师父不顾82岁高龄，同师兄齐玉茹驱车800余里前来指导，并亲自为20余病人进行义务诊病。在济源市副市长和卫生局长等领导陪同下考察了济源中医院，师父为了我以后能更好地为病人服务，在济源中医院座谈会上着重指出我是他老人家的最后一位弟子，师父的用心可谓良苦，至今使我难以释怀。

师父仙去，对中医界是个极大损失，我和众位师兄更是悲痛欲绝。师父苦心，我无以言报，只能更加奋发努力，潜心钻研经典，认真体会师父多年的心血积累，在实践师父中医药学术思想的道路上无怨无悔的奋力前进，以实际行动践行师父的学术思想，才是对师父最好的回报。

下面是师父为我诊病的经过，按当时师父所载病历，我整理如下：

张宗祥，男，39岁，身体胖，从2002年初次出现胸闷疼，期间服用丹参滴丸、护心酮等药品，2009年初加重，经常晚上胸口痛醒，而后心中恐惧不敢入睡，且经常口干咽干，咽喉部常似贴一纸片，睡眠较差，经常半夜难以入睡，腹撑胀，大便不成形，其间曾按慢性咽炎治疗，服用北京同仁堂利咽灵片达3个月，症状没有改善，因本人喜酒，肠胃时好时坏，2009年以来身体明显发胖。

2009 年 8 月 16 日赴灵石，师父初诊定为湿浊痰阻（冠心病），方如下：

制天雄 45g（日加 5～100g）　干姜 90g　炙甘草 60g　五灵脂 30g

山药 60g　云苓 45g　泽泻 45g　怀牛膝 45g

桂枝 45g　野丹参 120g　山萸肉 90g　桃仁 50g

三石各 30g　生半夏 65g　生姜 45g　麝香 0.2g（冲服）

沉香、木香、檀香、油桂、砂仁各 10g（后下）　高丽参 15g（冲服）

加水 3kg，文火煮至 300g，分 3 次服。14 剂。

药服到第 4 剂时，奇迹出现，口渴口干症状消失，口中津液如泉而不绝，睡眠明显改善，晚上胸口疼痛次数明显减少，腹部撑胀满消失，拉黑色稀大便。

2009 年 9 月 16 日第二方

制天雄 100g　干姜 90g　炙甘草 60g　五灵脂 30g

山药 60g　云苓 45g　泽泻 45g　怀牛膝 45g

桂枝 45g　野丹参 120g　山萸肉 90g　桃仁 50g

高丽参 15g（冲服）　麝香 0.2g（冲服）　三石各 30g

生半夏 65g　生姜 45g

沉香、木香、檀香、油桂、砂仁各 10g（后下）

前 3 剂加麻黄 10g、蝉衣 30g、辽细辛 45g。加水 3kg，文火煮至 300g，分 3 次服。14 剂。

本次服药后，早上寅时前后左右半身交替发汗，身体出现消瘦，身体明显感到轻松，精神好转，拉黑色稀大便。

2009 年 10 月 16 日第三方

制天雄 100g　干姜 90g　炙甘草 60g　五灵脂 30g

山药 60g　云苓 45g　泽泻 45g　怀牛膝 45g

桂枝 45g　野丹参 120g　山萸肉 90g　桃仁 50g

三石各 30g　生半夏 65g　生姜 45g　高丽参 15g（冲服）

沉香、木香、檀香、油桂、砂仁各 10g（后下）

麝香0.2g（冲服） 肾四味各30g 核桃6枚（打）

加水3kg，文火煮至300g，分3次服。21剂。

本次服药至第10剂后，在早上卯时（早5点左右），君火升腾之际，汗出，而睡觉中不再出汗，随着继续服药，汗自胸部逐步由上向下发出。胸口闷疼等症状进一步减轻，拉黑色稀大便。

2010年2月4日第四方

制天雄100g（日加5～200g）

干姜90g	炙甘草60g	五灵脂30g	山药60g
云苓45g	泽泻45g	怀牛膝45g	桂枝45g
野丹参120g	山萸肉90g	桃仁50g	三石各30g
高丽参15g（冲服）	麝香0.2g（冲服）	肾四味各30g	核桃6枚（打）
生半夏65g	生姜45g		

沉香、木香、檀香、油桂、砂仁各10g（最后30分钟下）

加水3kg，文火煮至300g，分3次服。21剂。另加服同仁堂苏合香丸每日2次，每次1丸。因没有购到苏合香丸，本次服药未加。

本次服药后，效果不是很明显，可能和未加苏合香丸有关系，胸口闷疼时有发生，但精神饮食很好。拉黑色稀大便。

2010年4月5日第五方

制天雄100g（日加5～200g）

干姜90g	炙甘草60g	五灵脂30g	山药60g
云苓45g	泽泻45g	怀牛膝45g	桂枝45g
野丹参120g	山萸肉90g	桃仁30g	三石各30g
高丽参15g（冲服）		肾四味各30g	核桃6枚（打）
生半夏65g	生姜45g		

沉香、木香、檀香、油桂、砂仁各10g（最后30分钟下）

加水3kg，文火煮至300g，分3次服。21剂。另加服同仁堂苏合香丸每日2次，每次1丸。

本次服药后，出汗大增，晚上能将被褥湿透，且在每日上午11时左右、下午五时觉得背部犹如火烤，胸口疼痛偶尔出现，拉黑色稀大便。

2010年5月15日第六方

制天雄200g　干姜100g　五灵脂30g　炙甘草120g
山药60g　云苓45g　泽泻45g　怀牛膝45g
白术45g　野丹参120g　山萸肉90g　三石各30g
生半夏130g　生南星60g　生姜75g　砂仁30g（后下）
高丽参15g（冲服）　麝香0.1g（冲服）
沉香、木香、檀香、油桂、各10g（后下）
加水3kg，文火煮至300g，分3次服。21剂。

服第五方后出现背部如火烤，询问师父，师父言土不伏火，因此在第六方中将炙甘草加为120g，并加大生半夏的量以加强阳明的顺降力度，加入生南星以去痰湿，并加大生姜的量来中和其毒性。

2010年6月15日第七方

制天雄200g（日加10～300g）　干姜100g　五灵脂30g
炙甘草120g　山药60g　云苓45g　泽泻45g
怀牛膝45g　白术45g　野丹参120g　山萸肉90g
三石各30g　生半夏130g　生南星60g　生姜75g
沉香、木香、檀香、油桂各10g　砂仁30g（后下）
高丽参15g（冲服）　麝香0.1g（冲服）　桃仁、红花各30g
加水3kg，文火煮至300g，分3次服。21剂。

附子用到300g，骇人听闻，师父戏言可以毒死几十头牛了。看了很多资料都说附子毒性极大，但如此大量为何未见其毒，反而能治病呢？如果非亲身经历，怎么也不敢相信如此大毒可以疗病，我亲身的体会让我对中医更加痴迷，师父的治疗方法前所未有，实践出真知，实践才有发言权啊。

前后共服药133剂，胸口闷疼症状基本消失，偶在劳累之后仍有所反复，口干、咽干症状已经完全好转，此次停药后，前胸部及相对应后背发痒并出红疹，持续月余，常有汗出，但精神大好，精力充沛。后请教师父，师父告知出疹现象是伏邪外透，是病将好的征兆。

2010 年 8 月 16 日赴灵石面见师父，师父诊治后制方麻附细、五生饮去生禹白附、黄芪运大气，加入止痉散搜除伏邪，以彻底祛除余邪。

炙甘草 90g　干姜 90g　生附子 45g
生川乌、黑豆、防风各 30g　白芥子 30g（炒研）　生半夏 130g
桂枝、白芍各 45g　高丽参 15g（冲服）　五灵脂 30g　生南星 60g
止痉散（6g－3 条）（冲服）　黄芪 500g　乌梅 36g
山萸肉 90g　生姜 75g　大枣 12 枚　蜂蜜 150g
麻黄 5g　辽细辛 60g　21 剂

五生饮组成为：生附子 30g（可根据病情逐日加量，以病人有知为度），生川乌 30g，生半夏 130g，生南星 60g，生禹白附 30g，另加黑豆 30g，防风 30g，蜂蜜 150g，监制其毒性，此方师父经常用于治疗癌症等重症，它是一个驱寒之力极强的一个组方，在应用上只要配伍得当，绝对没有中毒的可能，需要提醒的是蜂蜜千万不可假，否则后果堪忧。大症在将好之时大都会在厥阴经循行部位出红疹，大部分有奇痒的感觉，但持续时间不会太长，不足为虑，此时应把握时机继续驱寒，不可停顿。

2012 年 10 月 8 日，我创办古医堂大药房开业之际，师父驱车 800 余里前来指导，谈及我的病情，认为大症已去需做巩固，师父口述我记录制下方：

紫河车 3 个　大三七 150g　血茸片 50g　琥珀 100g
龙血竭 50g　红参 100g　五灵脂 100g　炮甲珠 50g
生水蛭 50g　清全虫 50g　大蜈蚣 100 条　蛤蚧 6 对
蛹虫草 100g　藏红花 70g　灵芝孢子粉 100g　粉葛根 100g
砂米 50g　紫丹参 100g　鸡内金 50g　炮附片 300g
安桂 100g

制粉，3～5g/次，3 次/日，可做保健常服。

此方补通之力甚强，全方有赖于葛根，通表阳明，阴阳之气上下通顺，以通为补，强补见通，问师以何命名？师父沉吟良久：清升浊降，天地分明，盘古有功，就叫开天辟地散吧。此方对所有因寒而引起的腰背、四肢、全身痛有立竿见影之效，后来为贪图方便，化散为蜜丸，效果就打了一点折扣。

共计服药154剂，所有症状消失，西医认为不可逆转的病就这样被师父轻易给解决了，一直到现在为止，服用开天辟地散，身体轻健，精神愉悦。使我感受到了中医的神奇与博大，燃起了埋藏在我心底多年并追寻多年的中医梦。在治疗过程中，我一直潜心体会药物在身体里的变化与身体所发生的反应，并按照师父的推荐开始认真学习《圆运动的古中医学》《伤寒论》《四圣心源》《金匮要略》等著作。3年来我积累了一些医案，里面有部分是在师父亲自指导下治疗的，为了纪念师父，将所有师父指导过的病案列在一起，作为跟师篇，我个人独自完成的治疗医案列于后面，作为实践篇。录入的病案有喜有忧，有的案例治疗的并不尽人意，也录入在此，重在探寻治疗思路，另外个人在诊病过程中运用的纯中医手段，诊所没有血压计和温度计，坚持望闻问切的古法，有病人带来的西医检查资料录入于后，没有资料的也不刻意去强求，更没有刻意要求患者病愈后去以西医检查求证，一切随其喜好。

个人诊病方面仍有极大的不足与遗憾，然师父已去，何人可问？路漫漫其修远兮，吾将上下而求索，我愿做中医路上的行者，破除万难，求取真经。医案列出，望同道批正。

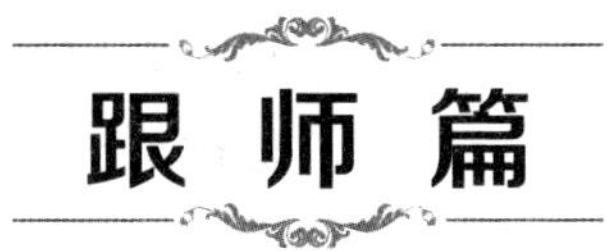

跟师篇

师父育人，四两拨千斤，遵从经典，灵活学用，不执死法。师父所开方剂在《伤寒》《金匮》都可找到，有心者都可以看得懂，如加上实践则可应用得出神入化、游刃有余。记得有一次问及师父关于狼毒使用的问题，师父沉吟良久，步入书房搬出《神农本草经》《中华药海》《本草纲目》等书籍，蹲在案几之前与我详细分析研究，是师徒却像同道，如兄长。往昔往事历历在目，离师父越久思念越深，师父一生为着中医的发展鞠躬尽瘁死而后已，师父的一生作为犹如中医转折发展中的引航灯塔，我辈更应追寻师父足迹，在古中医之路上不断探索，方能告慰老人家在天之灵。

此篇收录的全部为师父亲自指导治疗过的部分病案，收录于此，以作为纪念和鼓励。案例如下：

肺癌术后案

某女，46岁，财政局工作2012年2月11日诊。

肺癌（瘤体1.8cm×1.3cm）手术后化疗2次，现咳嗽，痰白、少，纳可，便可，眠差。舌湿滑、胖，边缘齿印明显，寸口、人迎脉弱，双尺微，有子宫肌瘤。来诊时面色苍白，声微，戴口罩，弯腰移步，精神不振。

三阴凝寒，土湿水寒，制方：

制天雄100（日加5g）	干姜90g	炙甘草120g	三石各30g
山萸肉90g	生半夏130g	茯苓45g	泽泻45g

炙紫菀 45g　　炙冬花 45g　　炒白术 45g　　肾四味 120g
漂海藻 60g　　桂枝 45g　　白芍 45g　　细辛 45g
五味子 30g　　麻黄 5g　　止痉散（6g－3 条）、高丽参 15g（冲服）
生姜 75g　　大枣 12 枚　　核桃 6 个（打）　　葱白 4 段　7 剂

2 月 19 日二诊

服药后不再咳嗽，痰少，服前几剂时来电说每日拉稀糊大便五六次，有些惊慌，告知乃中土瘀积化下，虽有每日排便次数增多，但精神却逐步好转。守方继续服药，14 剂。

考虑患者刚刚动完手术，元气大伤，攻邪需与扶正相结合，拟培元固本散如下：

紫河车 2 个　　鹿茸片 50g　　白及 100g　　灵芝孢子粉 100g
琥珀 50g　　高丽参 50g　　五灵脂 50g　　三七 50g
全虫 50g　　蜈蚣 100 条　　砂米 50g　　炙甘草 50g
守宫 50g　　血竭 50g　　炮附片 200g　　鸡内金 50g
川贝 100g

制粉，每次 5g，每日 3 次。

2 月 23 日，患者来电，服药后手术伤口剧痛，连带右臂不能抬举。乃向其解释：由于手术伤害了经络，服用药物通经散寒，培元固本修复损伤组织，人体出现机体回护，为正常反应，勿惧，并告知伤口可能出现轻微红肿，但红肿后疼痛即可消失。

2 月 28 日患者来电告知，伤口已经不疼，其过程正如所预料的情况。

2012 年 3 月 3 日三诊

服药 21 剂，咳嗽愈，精神颇佳，面色和，舌边齿印底部变红，元阳渐复，脉沉缓，大便稍有不利，眠差，梦多，服培元固本散后手术伤口重新修复，背部出现困紧不适，邪从太阳渐次透出。制方：

制天雄 200g　　干姜 90g　　炙甘草 120g　　生半夏 130g
茯苓 45g　　泽泻 45g　　炙紫菀 45g　　炙冬花 45g

炒白术 45g	生南星 60g	肾四味 120g	盐巴戟 30g
漂海藻 100g	桂枝 45g	白芍 45g	细辛 45g
五味子 45g	乌梅 36g	山药 60g	麻黄 10g
止痉散（6g－3 条）、高丽参 15g（冲服）		肉桂 10g（后下）	砂仁 30g（后下）
生姜 75g	大枣 12 枚	核桃 6 个（打）	葱白 4 段
黑豆 30g　21 剂			

继续服用培元固本散。

3 月 6 日早，患者来电，昨日（惊蛰）伤口处有液体渗出，甚为恐慌，向北京医院打电话，医院告知做消炎处理。昨日惊蛰，万物复苏，人体阳气升发，经前期治疗，服用固本，修复受损经络，今逢惊蛰节气，万物萌动，借助自然之力，自身阳气又将伤口残余秽物排除，此解释应为合理，乃告知患者不要惊慌继续服药即可，切勿服用其他药物，7 日患者告知伤口已无渗出液体，一切归于正常。

2012 年 3 月 20 日四诊

患者精神好，面色润和，纳可，眠差梦多，大便每日 2 次，软黑，偶有黏便，服药期间来月经，量大，色红，有血块，持续 10 余天，药力所透，冲任淤积消通，春天木气升发飘摇，疏泄暂时失调而致，来经时腰困消失。右脉和缓，寸口搏指，左关沉弱，尺微，舌边齿印底部发红，阳气渐透。春阳升发，益肾宁神，原方加柏子仁 30g，守方继服。10 剂。

2012 年 4 月 3 日电话：赴京复查，各项指标均正常，骨扫描正常，脾脏大。

4 月 9 日，偶感风寒，咳白痰，胸闷气短，结合患者情况，制方：

瓜蒌 45g	薤白 30g（白酒 150ml 浸泡 20 分钟入药同煎）		
制附子 200g	干姜 90g	炙甘草 120g	生半夏 130g
生南星 60g	桂枝 45g	白芍 45g	白及 30g
细辛 45g	炙紫菀 45g	炙冬花 45g	漂海藻 120g
麻黄 15g	五灵脂 30g	高丽参 15g、止痉散（6g－3 条）（冲服）	

肾四味 120g　盐巴戟 30g　山药 45g　降香 10g（后下）
肉桂 10g（后下）　砂仁 30g（后下）　生姜 75g　大枣 12 枚
核桃 6 个（打）　葱白 4 段　黑豆 30g　14 剂

4 月 13 日，患者来电，服药后矢气极臭，大便臭不可闻、黏、不利，小便味大。伏邪下泄，佳兆！

4 月 20 日，患者出现眩冥后，浑身无力发软，出冷汗（患者在发病前曾有眩晕史）。

4 月 26 日，患者服完药后停药至今，精神好，面色和润，大便成形，唯睡眠稍差，入睡较快，但凌晨 3 点后翻来覆去不得眠（寅时手太阴肺经主令）。

另外，患者服药期间有两点情况：

（1）患者曾患有痔疮，服药期间疼痛逐步加剧，特别是最后 14 剂药更是疼痛难忍，停药后恢复正常。

（2）患者服药前月经每月 1 次，均提前 6～7 天，色黑，量少，服药期间发生变化，3 月 8 日、3 月 25 日、4 月 16 日各来 1 次，量大、色暗、有瘀血块。4 月 16 日至今未来月经。

2012 年 5 月 7 日，师父审视诊疗：正盛邪怯，制方：

生附子 30g　生川乌 30g　生半夏 130g　生南星 60g
生禹白附 30g　白芥子 30g（炒研）　炙紫菀、炙冬花各 45g
壳白果 20g　高丽参 10g、止痉散（6g－3 条）、川贝 6g（冲服）
肾四味各 30g　干姜 90g　炙甘草 120g　山萸肉 90g
三石各 30g　生姜 75g　大枣 12 枚　核桃 6 个（打）
蜂蜜 150g　黑豆 30g　继服培元固本散。30 剂连服。

患者服药期间因未按规定煎药，导致出现附子中毒现象：浑身发麻，语不得声，心慌等，嘱其速服浓蜂蜜即解，告知患者熬药时一定要加入蜂蜜。仲景立法乌头剂的煎服方法历经千年，千万不可无视，师父一生乌附使用不计其数，均严格遵循仲景之法，加蜜久煎，从无意外发生，不遵古法，自行其是，救命之药岂不变成毒药？切记！切记！慎之！慎之！服药 10 剂来电，连续两天来下午脐腹部疼痛难忍。辛金、庚金为一圆运动，药力所致运动必开，如有阻隔，必然冲击作痛，嘱其勿慌，坚持服药。3 日后痛消。患者至此之后精神越来越好，多年之严重痔疮也豁然痊愈，不见踪迹。患者于 2012 年 10 月份赴京检查一切正常，现已经正常上班。

患者继续服用培元固本散至今（2015 元月），仍在正常上班。

去年接触肺癌 4 例，2 例死亡，一例中途由于经济原因放弃治疗，在治疗中这几例患者都有或轻或重的痔疮存在，2 例直肠癌直接转移为肺癌。黄元御认为痔漏为手太阳之病，手太阳病则丙火下陷，不上升而化寒水，是以小肠有热而传其所盛，以丙火而化庚金，移热于大肠，肛门为大肠之末，丙火传金陷于至下之地而生痔疮。从几个肺癌病例和直肠癌病例的症状和发展来看，能否验证肺与大肠互为表里的因果传变关系，需进一步观察研究。

肝癌

李某，女，68 岁。

2012 年春节前检查肝癌晚期，瘤体直径 3cm，癌胚抗原 2000mg/L，在焦作做光子刀介入后下降为 1600μg/L，2012 年 2 月 3 日赴广州请师父诊治。其面晦暗，脉结如索，关尺无脉。师父诊为厥阴寒凝，制方：

炙甘草 18g　干姜、吴茱萸、生附子、生半夏、生南星、生禹白附、白芥子（炒研）各 9g　五灵脂 10g　生姜 9g　漂海藻 30g

高丽参 10g、止痉散（6g－3 条）（冲服）　大枣 12 枚　核桃 6 枚（打）

黑小豆 30g　30 剂（此方是我随师以来见过的师父所开剂量最小的一次药方，至今未能参透。）

患者本人不知病情，家属极力对其隐瞒，给医患双方配合造成一定影响。患者服药期间自感腹中寒冷，自服炒二丑。2012 年 2 月 19 日来电诉胃中冷痛难忍，药已服至第 16 剂，师父电话在原方中加：干姜 18g，吴茱萸 9g，紫油桂 15g，白豆蔻 20g。22 日面见患者，腹中冷痛大为减轻，右下腹按压痛，食少，便可，脉弦、浮数，外感伤寒，关尺脉有，嘱其不可胡乱服药，外感可用：带须葱头8个，黄豆、黑豆各1大把，乌梅10枚，浓煎顿服。坚持服药不可间断。

2月21日，师父意如患者身体可以忍受，药量可上调和适当增减，综合考虑患者情况，制方：

炙甘草60g　干姜45g　吴茱萸30g　生附子30g
生半夏65g　生南星60g　生禹白附30g　炒白术45g
茯苓30g　白芥子30g（炒研）　漂海藻60g
止痉散（6g－3条）、高丽参15g（冲服）　五灵脂30g
白蔻仁30g　紫油桂15g（后下）　砂仁30g（后下）
生姜45g　大枣25枚　核桃6个（打）　黑小豆30g　14剂

患者服药期间恰逢惊蛰节气，子时刚过，患者即感觉两胁胀疼，腹中寒凉。

3月7日，患者腹中冷痛难受，原方加干姜45g、醋元胡30g、桂枝45g、白芍90g、炒白术45g。

3月8日，患者医院检查，肝区不规则反光点较多，肝门处瘤体2.0cm×1.8cm，甲胎蛋白1000μg/L（正常0～7μg/L），比一个月前稍有下降，γ－谷氨酰转肽酶210U/L（正常11～50U/L），碱性磷酸酶249U/L（正常40～150U/L），血糖高。

3月10日经师父指导，变方五生饮：

炙甘草120g　干姜90g　吴茱萸30g　生附子30g（日加5～45g）
生半夏130g　生川乌30g　生南星60g　生禹白附30g
炒白术90g　茯苓45g　白芥子30g（炒研）　漂海藻120g
高丽参30g、止痉散（6g－3条）（冲服）　五灵脂30g
桂枝45g　白芍90g　肾四味各30g　防风30g
檀香10g、沉香10g、降香10g、紫油桂15g、砂仁30g（后下）
生姜75g　大枣25枚　核桃6个（打）　蜂蜜150g

黑小豆 30g　10 剂

醋元胡 30g，另包，腹中不痛时去除。

3 月 20 日患者电话，服药期间疼痛难忍，停药后痛止，寒凝经络，阻塞不通，药力冲击作痛，嘱其坚持服药，如实在不能忍受，可停药 1 天，原方再加吴茱萸 20g。

患者不知病情，嫌中药难以下咽，自行停服，5 个月后逝去。

贲门癌

孙某，男，60 岁，沁阳柏乡人。2011 年 2 月 15 日来诊。

2008 年十二指肠球部肿瘤手术，化疗 5 次，近期食欲差，下咽食物阻滞明显，医院检查贲门肿瘤，入院化疗一次。纳呆，便可，寐可，面晦黄，双脉浮数无根，右关沉弱，舌绛，中土大败，回阳救胃，制方：

白术 90g	干姜 90g	茯苓 45g	制天雄 100g
三石各 30g	山萸肉 90g	肉桂 10g	生半夏 130g
炙甘草 100g	肾四味各 30g	高丽参 15g	五灵脂 30g
生姜 75g	大枣 12 枚	核桃 6 个（打）	7 剂

2 月 21 日师父审视药方，提出如患者服药呕吐加代赭石 120g，姜汁 5ml。

2 月 22 日，患者来诊，诉服药后先拉黄便，后拉黑便，双脉沉滑，人迎滑如珠，舌苔转淡薄白苔，下咽时有阻隔感，饮食有些许改善。患者胃气仍弱，守方继续服用 7 剂，方可攻邪。

2 月 31 日三诊

服药 14 剂，面色稍黄，舌苔淡白，食欲增强，每顿可食一碗饭，精神好，下咽阻隔感，由于服用中药得效，患者放弃化疗。双脉沉数有力，胃气来复正气激荡，攻邪时机到来，制方：

白术 90g	干姜 90g	茯苓 45g	生附子 30g
生半夏 130g	生禹白附 30g	生南星 60g	生晒参 15g（捣）
五灵脂 30g	两头尖 45g	止痉散（6g－3 条）（冲服）	

漂海藻100g　紫油桂10g（后下）　干蟾皮10g　大贝15g

细辛45g　炙甘草100g　白芥子30g（炒研）　肾四味各30g

生姜75g　大枣12枚　核桃6个（打）　黑豆30g　7剂

守宫100g，制粉，炼蜜制成56小丸，每日8丸含化，徐徐下咽。

5日晚8时，患者电话，腹胀难受，告知今日惊蛰节气，煮食梨水即可。

3月8日四诊

服上药期间食少，欲呕，舌苔黄，脉数，关弱，早起嗓干，原方加代赭石120g　白芍45g　姜汁5ml。7剂

继续含化守宫蜜丸。

3月15日五诊

舌红，有淡黄苔，左脉平稳、缓，左尺弱，右脉弦紧，右关沉、滑，服药期间呕吐，吐出胶黏痰多，守方7剂。

3月24日

服药期间呕吐剧烈，食入即吐，先吐胶黏痰，下咽食物阻隔感强烈，瘦约10斤，精神可以，春分前后呕吐较强，脉跳有力，舌淡红，胖，瘀斑。

附子30g（日加5～45g）　生半夏130g　生南星60g

生禹白附30g　两头尖45g　党参30g　五灵脂30g

白术45g　茯苓45g　泽泻30g　麻黄10g

细辛45g　炙甘草120g　漂海藻120g　紫油桂15g（后下）

肾四味各30g　干姜45g　代赭石120g　炒麦芽45g

止痉散（6g－3条）（冲服）　生姜90g　大枣12枚

核桃6个　黑豆30g　守宫粉100g　蜜丸含服。

患者在服药过程中，咽部阻塞更为严重，食物基本不可下咽，求之师父，制方如下：

（1）守宫100g，火硝、煅礞石、紫硇砂、雄精、甘草各50g，冰片5g，制极细粉，3g，蜜调化，每日8次，2小时一次，待呕止，进食无碍时，每日3次（梗阻严重时，可以每小时1次，直至通畅）。

（2）代赭石250g，生半夏130g，生南星75g，生禹白附60g，漂海藻120g，木鳖子45g，止痉散（10g－10条）（入煎），生晒参45g（捣），炙甘草30g，生姜75g，白芥子45g（炒研）

（3）生禹白附1kg，研粉，笼上蒸40分钟，烘干，每次10g，每日3次，渐渐加至30g，每日3次，蜜调服。

患者咽部梗阻严重，心情焦急，服开道散1星期，止呕汤2剂，未完全显效，而去焦作中医院在食道处安放支架，停止服药，带药赴其家多次劝说而未服药，2个月后去世。

在此例癌症的治疗中，有以下几点深思：

（1）患者在起初的治疗中已经反映进食有所梗阻而未引起重视，直至有形肿物增大堵塞食道，造成患者进食困难，对患者的自信心造成影响，实属医者之过，后向师父汇报，师父强调在对食管癌、贲门癌的治疗上，不管患者有无吞咽困难，从一开始就需使用开道散控制。

（2）在治疗过程中没有把握好攻邪与扶正的时机，致使邪气大盛，攻邪力弱，激惹邪气致局部瘤体生长迅速而堵塞食道，此医者学艺不精，极为惭愧！

胰腺尾癌

朱玲，女，65岁。山西侯马人，2011年12月2日来诊。

2011年10月中旬因腹部疼痛检查为胰腺尾癌，大便干结不通，腹部痛甚，患者精神较好，语音洪亮，脉细，结代，舌胖大。考虑患者本身情况，先以大黄薏仁败酱散6剂，患者服后腹胀消，便通，停药即不通，患者正气不衰，腑实松动，攻邪为主。制方：

漂海藻50g	炙甘草50g	生附子30g	生南星60g
生禹白附30g	生半夏130g	白芥子30g（炒研）	麻黄5g
细辛45g	高丽参15g、止痉散（6g－3条）、川贝6g（冲服）		
两头尖45g	五灵脂30g	干姜45g	桂枝45g
吴茱萸10g	炒内金20g	生姜75g	大枣25枚

麝香 0.2g（冲）　肉桂 10g（后 30 分钟下）

水 3.5kg，熬至 300g，3 次服。21 剂，旬 7。

2012 年 2 月 6 日二诊

服药 21 剂，服药期间便通，腹部无疼痛，期间无明显反应，1 月初药服完后因过年停药，停药后腹部痛感消失，饮食佳，二便可。期间服用同仁堂西黄丸。现纳呆，便干，眠可，腹部阵痛连连，有少许消瘦，精神一般。邪正不容，攻邪之初就应以霹雳手段急攻之，攻邪骤停，激惹邪气，邪气大盛，情况不妙。诊右关沉弱，双脉弦迟，寸口脉滑如珠，结代，舌胖苔白。制方：

漂海藻 100g	炙甘草 120g	生附子 30g（日加 5～45g）	
生南星 65g	生禹白附 30g	生半夏 130g	白芥子 30g（炒研）
麻黄 5g	细辛 45g	白术 45g	茯苓 45g
两头尖 45g	高丽参 15g、止痉散（6g－3 条）、川贝 6g（冲服）		
守宫 3g（冲服）	五灵脂 30g	干姜 45g	吴茱萸 15g
炒内金 30g	肾四味各 30g	肉桂 10g（后下）	生姜 75g
砂米（姜汁炒）30g（后下）		大枣 25 枚	核桃 6 个
黑豆 30g	葱白 4 段　21 剂，旬 7，继续服用西黄丸。		

水 3.5kg，熬至 300g，3 次服。

患者儿子来电服药 7 剂后胃痛难忍，应属寒邪化入阳明腑，中土衰败运化不力而致，经检查肿瘤转移胃部。患者治疗过程停药一个月，错失良机，邪气大盛，甚为可惜。嘱其原方加白术 45g，干姜 45g，白芍 60g，醋元胡 30g。

2 月 21 日，赴广州请师父审视药方，师父嘱生附子在现有基础上日加 5g，可以加至 90g，吴茱萸加为 30g。

患者加入上药继续服用 2 剂后来电，痛止。邪毒发作势头受阻。

3 月 8 日三诊

服药期间，正邪相争，腹中痛，两肋胀，二便可，服药期间拉黑黏大便，眠可。脉结代、缓、弦，舌苔白，邪实正虚，攻邪为主，制方：

漂海藻100g　炙甘草100g　生附子80g（日加5～150g）
生南星65g　生禹白附30g　生半夏130g　生川乌30g
麻黄10g　细辛45g　白术90g　干姜90g
茯苓45g　桂枝45g　白芍90g　两头尖45g
守宫2g、止痉散（6g－3条）（冲服）　生晒参45g　五灵脂30g
干姜45g　吴茱萸30g　炒内金30g　防风30g
生姜75g　大枣25枚　黑小豆30g
肉桂10g、沉香10g、檀香10g、降香10g、砂米30g（后下）
蜂蜜150g　30剂
前15剂加醋元胡30g。
患者此次服药后，入院进行化疗，1个月后去世。

恶性滑膜肌瘤

韩秀梅，女，61岁，孟州市人。2011年12月20日来诊。

患滑膜肌瘤手术3次，化疗2次，腿痛需拄杖行走，便秘，眠差，夜汗，纳可，双尺微，右关沉滑，肿瘤有转移。化疗导致元阳受损，火土双败。制方：

白术90g　干姜90g　茯苓45g　生附子30g
生半夏130g　三石各30g　山萸肉90g　怀牛膝45g
黄芪250g　升麻15g　柴胡15g　桔梗15g
肾四味120g　止痉散（6g－3条）（冲服）　高丽参15g（冲服）
五灵脂30g　紫油桂10g、砂仁30g（后下）　生姜45g
大枣12枚　核桃6个（打）　14剂
加水3kg，熬至300g，3次服。

2012年2月8日二诊

服药后，腿痛大减，可不需拐杖行走，拉黏便，纳差，眠差。患者老伴在春节前突发脑出血去世，对患者精神影响极大，乃极力安慰。双尺微，舌质红润，双寸滑。寒冰松动，痰积未去。制方：

白术45g　干姜60g　茯苓45g　生附子30g（日加5～60g）

生半夏130g　三石各30g　山萸肉90g　怀牛膝45g

黄芪250g　肾四味各30g　止痉散（6g－3条）、高丽参15g（冲服）

五灵脂30g　紫油桂10g、砂仁30g（后下）

莱菔子60g（生炒各半）　炒麦芽60g　山楂30g

生南星65g　白芥子30g（炒研）　炙甘草60g

生姜45g　大枣12枚　核桃6个　14剂

加水3kg，熬至300g，3次服。

21日，师父意：生附子加至90g，另加生川乌30g，生禹白附30g，防风30g，蜂蜜150g，漂海藻45g

2012年5月10日三诊

患者累积服药28剂，3月25日停药至今。服药最后出现高热后医院输液8天。现腿部手术处肿硬疼痛，便可，纳可，眠可，腰困，舌淡，湿滑，边缘齿印，舌中淡黄苔，双尺弱，左关沉弱，制方：

生附子60g（日加5～90g）　生半夏130g　生南星60g

生禹白附30g　生川乌30g　炙甘草60g　漂海藻60g

怀牛膝45g　防风30g　桂枝45g　赤芍30g

肾四味、骨碎补、吴茱萸各30g　白芥子30g（炒研）

高丽参15g、止痉散（6g－3条）（冲服）　五灵脂30g

细辛45g　紫油桂10g、砂仁30g、降香10g（后下）

生姜75g　大枣25枚　核桃6个　黑豆30g

蜂蜜150g　旬7　21剂

加水3kg，熬至300g，3次服。

2014年7月，遇患者外甥告知，患者自服完药后，没有再继续治疗，但至今仍健在，每日粗茶淡饭滋养，2年来坚持服食山药，行动不受限，生活完全可以自理。

子宫腺肌瘤

王某，女，34 岁，电业局工作。2012 年 1 月 18 日来诊。

2010 年经西医诊断为子宫腺肌瘤，服用宫瘤消和中药汤剂治疗，初期瘤体缩小，2010 年底至今服用没有太大效果，但瘤体无发展。2011 年 10 月 24 日 B 超显示子宫壁增厚，肌瘤大小：43mm × 39mm，边缘不清。其哥为市二院主治医生，言此病绝无办法治愈，唯有切除子宫一途，患者年龄不大，不愿行此手术，乃来我处一试。

其面白无华，身体瘦削，月经正常，经量偏大，经期浑身无力，几乎不能站立，后脑勺疼痛（此应为寒郁膀胱经而致），白带多、黄、异味，双脉弦细，右关沉弦细弱，左关弦沉，双尺弱，舌淡，边缘齿印明显，腰困，二便可，纳可。诊为命门火衰，冲任寒积。制方：

漂海藻 50g　制附子 45g（日加 5～100g）　干姜 45g

炙甘草 60g　红参 15g（另炖）　五灵脂 30g　生半夏 65g

炒白术 45g　茯苓 30g　柴胡 15g　土元 10g

大贝 15g　吴茱萸 15g　肾四味各 15g　鸡内金 20g

白芍 30g　生姜 45g　大枣 12 枚　炮甲珠 2g

蜈蚣 3 条（冲服）　14 剂

加水 3kg，熬至 300g，3 次服。

2012 年 2 月 13 日二诊

服完上药后因过春节，停药多天。B 超检查瘤体缩小为 40mm × 38mm，白带基本正常，双脉缓和，双尺弱，左关沉细，舌淡，边缘红。或许是检查误差，由于瘤体缩小，患者初步信心建立，积极配合治疗，制方：

漂海藻 100g　制附子 100g（日加 5～200g）　干姜 45g

炙甘草 60g　红参 15g（另炖）　五灵脂 30g　生半夏 65g

炒白术 45g　茯苓 30g　柴胡 15g　土元 10g

大贝 15g　吴茱萸 30g　肾四味各 30g　鸡内金 20g

白芍 45g　生姜 45g　大枣 25 枚　炮甲珠 3g

蜈蚣 4 条（冲服）　14 剂（附子加至 170g）

加水 3kg，熬至 300g，3 次服。

2012 年 3 月 26 日三诊

B 超检查，子宫后壁 36mm，前壁 14mm，左寸浮滑，尺弱，右脉缓和，来经时胸胀，后头部困沉（以前曾有），经量较正常，眠可，纳可。制方：

漂海藻 60g　炙甘草 60g　制附子 170g（日加 5～200g）

干姜 45g　红参 30g　五灵脂 30g　生半夏 65g

白术 45g　茯苓 30g　柴胡 30g　土元 15g

大贝 30g　吴茱萸 30g　肾四味各 30g　鸡内金 20g

丹参 30g　木鳖子 30g　桃仁 15g　红花 15g

泽兰叶 10g　路路通 10g　夏枯草 30g　炒王不留行 30g

牡蛎 30g　肉桂 15g（后下）　细辛 30g　生姜 75g

炮甲珠 3g、生水蛭 3g、止痉散（4g－2 条）（冲服）　大枣 25g

14 剂，加水 3kg，熬至 300g，3 次服。

2012 年 4 月 21 日四诊

B 超检查瘤体 35mm×25mm，瘤体继续缩小，子宫前壁瘤体已经基本看不清，患者哥哥和做 B 超医生感到不可思议，再三追问是否真的服用中药，甚为惊奇。寒邪渐散，左关滑急、沉，左脉弦、细，右脉沉，舌质红，舌根淡黄苔，大便可，小便黄，纳可，眠可，来月经时小腹短时阵痛，制方：

漂海藻 100g　生甘草 60g　制附子 200g　干姜 45g

红参 30g　五灵脂 30g　生半夏 130g　炒白术 45g

茯苓 15g　泽泻 15g　柴胡 30g　土元 15g

大贝 45g　吴茱萸 30g　肾四味各 30g　鸡内金 20g

丹参 30g　木鳖子 45g　白芍 30g　桃仁 15g

红花 15g　泽兰叶 10g　路路通 10g　夏枯草 30g

炒王不留行30g　牡蛎30g　肉桂10g（后下）　细辛30g

炮甲珠3g、生水蛭3g、止痉散（4g－2条）（冲服）

生姜75g　大枣25枚　14剂

加水3kg，熬至300g，3次服。

5月6日，患者B超检查，子宫前壁腺瘤体全部消失，后壁显示腺瘤体26mm×25mm，B超医生更是感到不可思议，竟然怀疑仪器错误。子宫腺肌瘤无法治愈的说法正逐步被古老的中医粉碎。

后将其病案交于师父审阅，师父改方如下：

漂海藻120g　炙甘草120g　制附子200g　干姜45g

红参30g　五灵脂30g　生半夏130g　炒白术45g

茯苓45g　泽泻45g　柴胡30g　土元15g

大贝120g　吴茱萸50g　肾四味各30g　鸡内金20g

丹参30g　木鳖子45g　白芍30g　桃仁15g

红花15g　泽兰叶10g　六路通10g　夏枯草30g

炒王不留行30g　牡蛎30g　肉桂10g（后下）　细辛30g

炮甲珠9g、生水蛭6g、止痉散（6g－3条）（冲服）

生姜75g　大枣30枚　30剂连服后停药

加水3kg，熬至300g，3次服。

另根据师父意见制培元固本散以善后：

三七200g　紫河车100g　红参100g　五灵脂100g

鹿茸100g　土元50g　生水蛭100g　全虫100g

蜈蚣50条　川贝50g　砂米100g　紫油桂30g

丹皮、桃仁、桂枝、茯苓各50g　丹参50g

制粉，热黄酒冲服，5g/次。

期间患者来店多次，言语之间难以掩饰喜悦之情，其哥也来两次，对中医治愈如此奇难之证难以置信，但事实胜于雄辩，患者全家大小对中医深信不疑，曰：要当中医免费宣传员。

现代的妇科疾病发病率越来越高，西医的治法一般都是手术和大剂量的消炎药和激素，只能缓解一时却无法解决根本问题。中医认为妇科疾病的根源在于肝经寒气郁结，而导致冲任不调，因此治疗妇科疾病的根本是要散寒理气，即散肝经寒气，理中土升降之气机，才是治疗妇科疾病的根本思路。

本案的治疗是根据师父专辑卵巢囊肿的治疗思路来走，近年来按照这个思路治疗多例子宫肌瘤、乳腺增生、卵巢囊肿均取的了良好的效果。

多发性硬化病

孔秋萍，女，36岁，教师，沁阳柏乡人。2008年初发现全身无力，半边身子常麻木，后发展为胳膊无知觉，头部剧痛，呕吐，无法入眠，2008年5月确诊为多发性硬化病，核磁共振检查显示脑干、脊柱中部脊髓有块状硬化，西医治疗近2年。2011年3月27日来诊：目前患者暂无明显症状，注射昂贵干扰素（利比），发病时的症状基本控制，但患者知道病并没有好，只是在维持，乃求治于中医。此病中医应属“痿病”范畴，肾主骨，脑为髓海，肾精连髓，元阳不达，肾精脑髓不连而致痿。背部督脉、太阳经巡行，特别是督脉伏寒，以致阳路受阻不能行于肢体，以使肢体痿痹。患者为军人家属，丈夫在部队，患者在家与婆婆多有隔阂，心情较为抑郁，但患者的生活条件颇可，得此病会有其他原因？细询之后知患者母亲在怀孕6个月至9个月经常上火而服大量清火药，而胎儿在6~8月正是胎儿肝阳与肾阳相接之时，此时母体大量摄入的寒凉药品无疑会对胎儿两阳相接造成影响，患者自出生便显先天体质较差，从小脸色一直发青，现观其面容发黑晦暗，肾色本气显露，脉微沉细，精神较差，唇无色，声微，舌苔淡白，舌边缘齿印明显。综上所述，患者应为肝肾虚，厥阴、少阴寒凝，坎中真阳弱而致病。尽管暂时没有明显病状，但全靠西药维持控制症状，不是长久之计。应散寒托透为治，根据患者情况治方如下：

2011年3月28日~4月27日初诊：

药方：（1）制附子60g（日加5~100g）　　炙甘草60g

干姜 45g	高丽参 15g（冲服）	生龙骨 30g	牡蛎 30g
活磁石 30g	山萸肉 90g	桂枝 45g	辽细辛 45g
茯苓 45g	白术 45g	生半夏 65g	阿胶 30g（化入）
麻黄 15g	乌梅 36g	黑豆 30g	生姜 75g
吴茱萸 30g	肾四味 120g	核桃 6 枚	大枣 25 枚

杭芍 30g　21 剂

加水 3kg，熬至 300g，3 次服，药渣重煎每晚泡脚。

（2）炮甲珠 6g（冲服），21 剂。

服药后患者电话告知反应：

1 ~7 剂：大便变黑、黏稠，第 3 剂有些拉肚，随后大便次数每天 2 ~3 次，停药 3 天后大便恢复正常，喝药期间睡觉可以，有梦。

8 ~14 剂：9 剂左右出现左边眼眶痛、呕吐（近 6 年来常犯的老毛病），停药一顿后好转。精神好，睡不着觉，大便仍黑，黏稠，每天 2 ~3 次，放屁较多。（嘱其继续服药勿断）

15 ~21 剂：感觉没有多大反应，睡觉梦多，并记忆清晰。左眼眶有点痛，没有呕吐症状。

5 月 8 日 ~6 月 7 日二诊：

西药注射全部停止。服药 21 剂，诸症均轻，夜梦多，大小便正常，月经提前，食纳可，无汗，上火。坎中真阳不足，理中土而养木，温肾水而柔木。

药方：（1）	制附子 150g	炙甘草 90g	干姜 45g
高丽参 15g（冲服）	五灵脂 30g	生龙骨 30g	生牡蛎 30g
活磁石 30g	山萸肉 90g	桂枝 25g	赤药 25g
辽细辛 45g	茯苓 45g	白术 45g	熟地 90g
盐巴戟 30g	天冬 15g	麦冬 15g	五味子 6g
白芍 100g	肾四味 120g	骨碎补 30g	川续断 30g
吴茱萸 30g	生姜 75g	大枣 25 枚	核桃 6 枚
白芷 10g（后下）	砂仁 30g（后下）	肉桂 10g（后下）	生半夏 65g

前7剂加麻黄30g（先煎去沫）。

加水3kg，熬至300g，3次服，药渣重煎泡脚。

（2）炮甲珠6g（冲服），21剂。

服药反应：

1～7剂：服药后，肚子嘟噜，有点拉，大便颜色变暗、黏稠，第二剂后在吃饭、运动后会出汗；第三剂拉肚次数多，左边眼眶微痛，随后大便次数减少，每天2～3次，放屁多，晚上睡觉梦减少，梦也记得不如以前那样清晰，但停药后梦又多。

8～14剂：麻黄减为5g。大便每天两次，颜色仍暗、黏稠，放屁较平时多，仍梦多，睡觉不好。运动后有汗出，有时小便次数较多。停药3天期间出现嗓子痛。

15剂：喝完这一剂嗓子疼痛更厉害，并有鼻血，随即又停药3天。

16～21剂：没有大反应，大便仍暗，不成形。停药后，出现浑身无力、困乏、左边头痛，类似感冒症状，服感冒药后好转。

总之，喝这两个疗程的药，感觉自己精神变好，解决了放屁，出汗问题，月经前没有胀痛现象了，肢体没有阻滞感，所有得病时症状均已消失，去医院检查背部硬块边缘模糊，有好转迹象。

6月21日三诊：

诊断：药后出汗，精神好，纳可，二便可，眠差，脉浮缓，尺脉佳，舌淡，齿印依旧。稳步好转，天地阳气渐足，宜借天力。

药方：	制附子150g（日加10～250g）		炙甘草60g
干姜45g	红参15g（另炖）	五灵脂30g	三石各30g
山萸肉90g	桂枝45g	杭芍65g	辽细辛45g
茯苓45g	白术90g	肾四味120g	骨碎补30g
川续断30g	九节菖蒲30g	泽泻45g	吴茱萸30g
肉桂10g（后下）	白芷30g（后下）	砂仁30g（后下）	生半夏130g
生姜75g	大枣25枚	麻黄10g	乌梅36g

黑豆30g　30剂

加水3kg，熬至300g，3次服，药渣重煎泡脚。

炮甲珠6g，蜈蚣3条（冲服），30剂。

本次服药反应（已服10剂）：

大便次数与平时差不多，颜色时暗时黄，不再黏稠，有时成形，有时稀，渐正常。小便较多。睡眠可以，入睡比以往容易，仍梦多。第七剂前后背部不适，嘱其药渣重煎泡脚后症状减轻。

2011年10月9日四诊

患者因天气热，停药一段时间，舌淡，苔白、滑，脉弦紧。制方：

麻黄15g	细辛45g	制附片250g（日加5～300g）	
当归45g	桂枝45g	赤芍45g	炙甘草60g
炮姜45g	川芎45g	野葛根90g	通草30g
五灵脂30g	吴茱萸30g	肾四味各30g	生姜45g
高丽参15g、止痉散（6g－3条）（冲服）			大枣25枚　21剂

加水3kg，熬至300g，3次服，药渣重煎泡脚。

2011年11月10日五诊

外证逐渐消失，双脉浮缓，关滑，舌淡，边缘齿痕减轻，月经有少许瘀血块，伏寒渐化，托透。

麻黄15g	细辛45g	制附片300g	当归45g
桂枝45g	赤芍45g	炙甘草60g	炮姜45g
川芎45g	野葛根90g	通草30g	五灵脂30g
党参30g	吴茱萸30g	肾四味各30g	川续断30g
止痉散（6g－3条）、炮甲珠6g（冲服）		生姜45g	大枣25枚

21剂，加水3kg，熬至300g，3次服，药渣重煎泡脚。

2011年12月11日六诊

上方加骨碎补30g，30剂。

另加服培元固本散：

紫河车2个	红参50g	鹿茸50g	三七100g

琥珀50g　灵芝孢子粉100g　五灵脂50g　蛤粉100g
粉葛根100g　全虫100g　蜈蚣50条　炮附片300g
蛤蚧10对　砂米50g　龟、鹿胶各100g

制粉，热黄酒冲服，3g/次，3次/日。

2012年3月9日七诊

春节前汤药服完，坚持服用培元固本散，所有症状基本消除，期间感冒一次，右腿、右手有些许困麻，脉弦沉，大便成形。制方：

黄芪500g　当归45g　野葛根75g　桂枝45g
生附子30g（日加5～45g）　生川乌30g　生南星60g
生半夏130g　炙甘草90g　干姜45g　桃红各30g
地龙45g　生晒参30g　五灵脂30g
肾四味、骨碎补、川续断各30g　吴茱萸30g　防风30g
麻黄15g　细辛45g　生姜75g　大枣25枚
核桃6个（打）　蜂蜜150g　黑豆30g　鹿角胶15g（冲服）

21剂，旬7。

加水3kg，熬至300g，3次服，药渣重煎泡脚。

2012年5月1日八诊

脉缓，右寸滑，舌尖红，左手小指、无名指时有麻木。制方

黄芪500g　当归45g　野葛根75g　桂枝45g
白芍45g　生附子45g（日加5～90g）　生川乌30g（日加5～60g）
干姜60g　生南星60g　生半夏130g　炙甘草90g
生晒参30g　五灵脂30g　肾四味、骨碎补、川续断、盐巴戟各30g
吴茱萸30g　防风30g　麻黄15g　细辛45g
鹿角霜30g　生姜75g　大枣25枚　核桃6个（打）
蜂蜜150g　30剂

加水3kg，熬至300g，3次服药渣重煎泡脚。

培元固本散：	紫河车 2 个	参须 50g	五灵脂 50g
灵芝孢子粉 50g	琥珀 50g	血竭 50g	鹿茸 100g
蛤蚧 10 对	全虫 100g	蜈蚣 50g	炮甲珠 100g
炮附片 300g	地龙 50g	丹参 50g	粉葛根 100g
龟鹿胶各 100g	砂米 100g	蛹虫草 150g	

患者汤药服完停药，坚持服用培元固本散，已经正常上班如常人，曾有一次外感，四肢没有任何不适，建议患者再去检查，患者因自我感觉良好，没有再去，曰：害怕再次触动死神。

2012 年 10 月 13 日九诊

患者自言身体无任何不适，精神健旺，饮食睡眠俱佳，几个月来四肢无麻木无力感觉出现，嘱其每月月圆前后服补中益气汤 5 剂，另制培元固本散：

紫河车 100g	参须 100g	五灵脂 100g	灵芝孢子粉 100g
三七 200g	琥珀 100g	血竭 50g	鹿茸 100g
蛤蚧 10 对	全虫 100g	蜈蚣 50 条	炮甲珠 150g
炮附片 300g	地龙 50g	丹参 50g	粉葛根 100g
鹿角胶 200g	砂米 100g	蛹虫草 150g	

该患者追访至今，没有任何复发症状，2 年来一直坚持服用培元固本散，在治疗期间一直正常上班。

静脉曲张

王某某，男，25 岁，未婚，豫港工人。4 月 2 日诊：

左腿静脉曲张，双脚掌皮肤增厚变白，脚汗多、极臭，舌边缘齿印，淡白苔，舌尖分叉，脉数，尺弱。患者在工厂炼焦车间上班，车间湿热异常，往往下班后即冲冷水澡以图一时之快，不想埋下病根。

诊：厥阴寒湿下注郁结。制方：

黄芪 60g	当归 30g	升麻 30g	制白附 45g
干姜 45g	炙甘草 60g	怀牛膝 30g	红参 30g

五灵脂30g　吴茱萸15g　生半夏45g　生薏仁45g
茵陈10g　苍术15g　藿香9g　佩兰9g
生姜45g　大枣12枚　7剂

加水3kg，熬至300g，3次服。

4月20日二诊：

服药后精神好，初服时拉稀便，小便多，脉沉缓。

黄芪120g　当归30g　升麻15g　制附子45g（日加5～90g）
吴茱萸30g　肾四味各15g　骨碎补15g　地龙30g
红花15g　路路通10g　干姜45g　炙甘草60g
川牛膝45g　红参15g　五灵脂30g　细辛10g
白芍30g　生半夏45g　漂海藻45g　生姜45g
大枣25枚　炮甲珠3g、蜈蚣4条（冲服）7剂

加水3kg，熬至300g，3次服，药渣重煎泡脚。

4月27日三诊：

矢气多，便臭、黏，大腿内侧疼痛伴局部血管突起，药至病所，守方7剂。

5月6日四诊：

小腿血管突起处颜色变淡，隆起增多，大腿内侧血管突出，腿困疼坐时间稍长即难以起身，二便可，嗜睡，纳可。

5月7日赴灵石，师父审视药方，改方如下：

黄芪500g　当归45g　生附子45g（日加5－90g）
吴茱萸50g　肾四味各30g　骨碎补30g　地龙45g
桃仁30g　红花30g　路路通10g　干姜45g
炙甘草60g　川牛膝45g　红参15g　五灵脂30g
细辛45g　桂枝45g　赤芍45g　生半夏45g
漂海藻45g　生姜45g　大枣25枚　红糖50g（化入）
炮甲珠9g、蜈蚣4条（冲服）　15剂

加水3kg，熬至300g，3次服，药渣重煎泡脚。

患者5月13日开始服药，期间的反应可谓惊心动魄，霹雳手段驱除病邪，战场则在人体，所有的症状都表现无疑，患者具体反应记录如下：

5月22日已服药7剂：患者右半身疼痛剧烈，拉黑便，极黏、极臭，小便黄，味极大，厥阴寒气渐化，伏邪下泄，甲乙双木圆运动受阻，故而疼痛，嘱其继续服药。患者自述脚臭大为减轻。

5月24日，患者左半身疼痛剧烈，右半身疼痛消失，浑身发软，双腿绵软无力，双腿出黏滑汗如山药黏液，极多，早上不能自行起床，需其母帮助方可起身。下肢血管突起处变软，逐渐变平。

5月25日，患者在上班开会时突然晕倒，遂请假回家。

5月27日，患者浑身出汗，上半身出汗发热，双腿出汗仍然黏滑发凉，双腿无力，形似面条，东倒西歪，不能站立。

5月28日，患者在家中突然晕倒。患者几天来感觉身体左右交替疼痛，浑身无力，双腿出黏滑冷汗不止。

5月29日–6月3日，患者在此期间每天下午2时~6时，躺在床上无法起身，此应为患者肾气不足而致，嘱其加服金匮肾气丸，每次3丸。

6月4日，患者家属开车带患者来店，患者无法下车，诊其脉缓、匀，舌苔根部稍黄，腿部依旧出黏冷汗，但血管突出部分基本平整，虽有反应骇人，但脉象向好，症状减轻，药中病所，乃不为所动嘱其坚持服药，不可间断。

6月5日下午，患者来电，诉双腿大腿弯处疼痛难忍，无法站立，但下肢血管突起部分已然变平，双脚踝处血管较以往明显突出。

6月6日~8日，可以站立行走，仍然身似面条东摇西晃，下午可以起床活动，期间左右半身困疼交替出现，但时间不长，患者大感惊奇。

因中间反应较大，患者直至10日服完最后8付药，服药反应症状基本消失仍觉浑身无力，遂停药，但仍服用金匮肾气丸。

6月19日，患者来诊，诸证均消，双腿血管突起处已经变平，双脉缓，舌淡，舌边齿印基底发红，小便黄。原方加茯苓45g、泽泻30g，继服21剂，另制培元固本散善后：

紫河车1具　高丽参、五灵脂、三七、琥珀、灵芝孢子粉各50g

炮甲珠150g　蜈蚣50条　全虫100g　地龙100g

丹参100g　蛹虫草100g　蛤蚧8对

砂米、红花、川牛膝各50g　炮附片300g

制粉，3g/次，3次/日，热黄酒冲服。

患者服药期间没有再出现以往剧烈反应。

2012年7月2日

服药无反应，脚臭基本消除，另脚上两个灰指甲突然脱落，发出新甲，双脚底脱皮一层。双脚踝、大腿弯处出红疹，左边较重。每日睡醒后左臂无力，目前服药出现排药反应较大，患者自身元阳渐旺，自身驱邪机能已然启动。患者由于工作环境温度过高，连续上班，加之天气炎热，有轻微中暑现象，最后制方3剂：

黄芪500g　当归45g　生附子90g　藿香15g

佩兰15g　黄连10g　吴茱萸50g　肾四味各30g

骨碎补30g　地龙45g　桃仁30g　红花30g

六路通10g　干姜45g　炙甘草60g　川牛膝45g

党参30g　五灵脂30g　细辛45g　桂枝45g

赤芍45g　生半夏45g　生姜45g　大枣25枚

3剂，水煎，每剂服2天。

7月8日，患者来电，药服完，无反应，出汗正常，双腿不再出黏滑冷汗，浑身上下温度基本一致，偶有左右半身交替麻痛，但极轻微，已经正常上班。嘱其注意劳逸结合，病体初愈，内里空虚，极易感受外邪，特别正值伏天，需预防中暑，不可久吹空调，继续服用培元固本散，剂量不易太大以每次3g以下，每日2次为宜。另制玉屏风方：黄芪30g、苍术20g、防风10g，水煎2次，做茶饮，连用1个月。

2012年12月28日：患者在多年前有高血糖，现检查为9mmol/L，双腿突起血管已全部变软，全部变平，脸色柔和红润有光泽，多食易饥，考虑高血糖，制方：

再造散+炮甲珠150g　蛤蚧10对　炮附片300g
地龙100g　止痉散（120g-60条）　生水蛭50g
怀牛膝50g　砂米100g　安桂50g　蛹虫草100g
红花100g　川贝50g　阿胶100g

制粉，3g/次，3次/日，热黄酒冲服。

2013年9月3日：粉剂断续服完，自我感觉良好，血糖没有检测，但多食易饥现象已经没有，没有服用降糖药物，并在5月份结婚成家，患者要求继续服用粉剂保健，制方：

再造散+炮甲珠150g　蛤蚧10对　炮附片300g
地龙100g　止痉散（120g-60条）　生水蛭50g
怀牛膝50g　砂米100g　安桂50g　蛹虫草100g
红花100g　川贝50g　阿胶100g　干姜片100g
甘草100g

制粉，3g/次，3次/日，热黄酒冲服。

该病的治疗过程所发生的反应惊心动魄，扰人心魂，作为医者需沉着，大胆心细，认真辨证，不可为一时的排病假象所迷惑，更不应该被吓到，退避三舍，医者无主意，患者何以坚持，医患矛盾怎可避免？

疑难病一例

郝某，女，30岁，小学教师，2010年6月2日来诊。自述怕冷、风，心常发慌，思考问题时头疼难忍，常腰部困疼如折，晚上睡眠较差，肠胃不好，恶生冷食物，稍有凉物入腹即有胃痛、拉肚，且经常上火，感冒吃西药更觉腰疼、身困难受，身体单薄瘦削，常有恐惧感，白天在家不敢拉窗帘。夏日炎炎怕热却手脚冰凉，而冬季却又怕冷。舌苔白腻，边缘齿印明显，舌尖红，其脉轻按三部均有，重按脉极弱。月经推迟，血色黑。细询得知，此妇从小常服清火药，其母也常以清火药为日常用药，此妇应是在母胎中便落下病根，及至后天又遭苦寒之伐，日久而落此病。吾属初学，对此症不得要领，更是无从下手，但思其目前症状，像是相火越位，中土虚寒而旋转无力，胆经不降之证，所以拟方潜阳封髓丹加小建中汤加减，制方如下：

制天雄 100g（日加 5～130g）　桂枝 23g　炒白芍 45g
炙甘草 60g　干姜 45g　细辛 10g　生半夏 30g
砂仁 20g　炙龟甲 15g　炒黄柏 10g　紫油桂 10g
骨碎补 15g　龙骨 20g　牡蛎 20g　紫石英 20g
白术 25g　生姜 45g　红参 15g　大枣 12 枚
黄芪 90g　山萸肉 90g

7 剂，水 3kg，煎至 300g，3 次分服。

患者服第一剂药后，即打电话说服药后身如刀割，头昏难受，是否敢继续服药。仔细思考不应是附子中毒反应，因其熬制方法严格要求在 2 小时以上，出现这种情况，觉得应是患者体内寒气日深，突遇附子大热而气化，黄芪升散力大，腠理未及开启，气化之气在皮下来往撞击而作痛，因此嘱其在以后药中加麻黄 10g，去黄芪继续服用。随后身痛逐步消失。

2010 年 6 月 13 日，患者服药完后再次来诊，诉其前 7 剂服完后开始出汗，但觉浑身无力，精神不佳，且肠胃状况仍无改善且更增不适，只是头疼及睡眠有所改善，吃饭稍多，上火症状减轻。想日前李老教导，黄柏性寒，伤肠胃败中气，患者中土本已虚寒，不可再苦寒伐之。李老的破格救心汤以太阴为本而治，而患者诸多症状确是阳虚症状明显，因此变方如下：

制天雄 130g（日加 5～150g）　炙甘草 60g　干姜 45g
生半夏 60g　三石各 30g　肾四味各 30g　山萸肉 90g
桂枝、白术、泽泻、云苓、山药、生姜各 45g　红参 15g
白芍 15g　大枣 12 枚　黄芪 90g（日加 30g）
麻黄 6g　砂仁 30g、油桂、沉香、木香、降香各 10g（后下）
水 3kg，煎至 300g，3 次分服，药渣重煎泡脚。7 剂。

2010 年 6 月 25 日年赴灵石，幸得李老审阅，改原方如下：

制天雄 130g（日加 5 ~ 200g） 炙甘草 60g 干姜 90g
生半夏 60g 三石各 30g 肾四味各 30g 桂枝 45g
白术 90g 泽泻 90g 云苓 90g 山药 90g
生姜 70g 红参 15g（另炖） 白芍 15g 大枣 25 枚
核桃 6 枚（打） 黄芪 90g（日加 30g，以 200g 为限） 山萸肉 90g
吴茱萸 30g 麻黄 6g 砂仁 30g、沉香、木香、降香各 10g（后下）
油桂 6g（研粉，3 次冲服）

水 3kg，煎至 300g，3 次分服，药渣重煎泡脚。21 剂。

李老在方中增加了吴茱萸一药，去风散寒力增，加重使用白术、云苓、泽泻、山药，增加本方燥湿利湿的功效，使得热化之寒气有路可去，同时重用生姜、大枣顾护胃气，加大中土运化之力以运四维。患者此次服药后，因天气热而停药，夏天阳盛，正是祛除寒邪的好时机，水未烧开而停火，甚为可惜。2011 年春节遇患者，告知今年冬天没有感冒，服药后月经明显改善许多，胃口也好了许多，因工作繁忙而无法坚持熬药。

牛皮癣治疗一例

患者基本情况：会某，男，39 岁，于汤帝路开一饭店，患牛皮癣二年，浑身除脖颈外，全部长满牛皮癣，甚至额头也有，如穿盔甲一身，四处医治无效，苦不堪言。

诊断：3 月 15 日，会某邀我为其想办法，观其面容灰暗干涩，浑身牛皮癣结痂严重，每日早上都脱皮一捧，咽干口燥，舌苔黄厚，脉涩沉，浑身奇痒，偶有疼痛。俗话说：治病不治癣，治癣就丢人。但有李老之专辑在手，细读之后，仍觉值得一试。

治疗思路：患者以开小饭店谋生，工作环境湿热且燥，又常于来往途中饱受风寒，多年操劳，积劳成疾，身体五行运动不圆，六邪乘机而入，邪毒深入血分，表现为血热气虚，参见李老专辑中乌蛇荣皮汤一节：治血必治风，又恰逢春日阳气升腾，万物复苏之际，邪气乘风而行，病必加重。春分刚过，此时病邪属于复舒时机，应予当头痛击，及时阻断病邪之发展根本，步步为营清除血毒，方可保证秋分前后不再发病，已达彻底治愈该病之目的。

按李老之乌蛇荣皮汤制方如下：

生地（酒浸）、当归各30g　桂枝10g　赤芍15g

川芎、桃仁、红花各10g　丹皮、紫草各15g

何首乌、蒺藜各30g　白鲜皮、乌蛇肉各30g（蜜丸先吞）

炙甘草10g　鲜生姜10片　枣10枚

皂刺、牛子、黑芥穗各10g——入血透毒于外

5剂。加水1.5kg，煎于300～400g，分3次服

患者服后，每天拉肚，浑身疼痛，以前没有出癣处重新长出了新癣，此为邪毒外表之像。

3月22日二诊

头部癣基本完全脱落。

在原方中加狼毒3g，何首乌改为制首乌，生地改用90g，清热凉血，另加二花40g，连翘30g，木鳖子10g，僵蚕10g。因患者惧狼毒之毒，未加狼毒。5剂。服后拉肚次数增多。

3月27日三诊

背部癣大量脱落，皮肤如撕裂般疼痛。

狼毒3g至第十三剂加入。原方守上。服后拉肚减少，大便变黄。5剂。

4月2日四诊

生地用至120g，木鳖子15g，狼毒5g，二花45g原方未变。拉肚。服后观其结痂处有所改变，结痂颜色由中间逐步变轻，开始脱痂，脱痂后创面干燥。5剂。

4月7日五诊

狼毒7g　木鳖子20g　二花45g　僵蚕15g

当归40g　桂枝20g，其余未动。5剂。

患者服至第3剂药时，出现手干现象，背部出癣位置全部脱落，且已干燥，没有新癣表出，触之肉感强烈，头部出癣位置已全部脱落，腰部以下及四肢大量往外出癣，且伴有疼痛感，嘱其将方中狼毒加至9g。此轮药服完，患者共计服药25剂，腰部以上牛皮癣基本脱落完毕。

4月12日李老莅济，百忙之中亲为指导，审视所服药方，并亲为其诊断，制三方如下：

（1）生地（酒浸）120g　当归45g　桂枝45g　赤芍45g
川芎、桃仁、红花各30g　丹皮、紫草各15g
何首乌、白蒺藜各30g　白鲜皮45g　乌蛇肉各30g（蜜丸先吞）
炙甘草30g　僵蚕15g　蝉衣15g　鲜生姜4片
枣10枚　皂刺、牛子、黑芥穗各10g　狼毒9g　旬7

（2）炙甘草46g，干姜、制附片各23g，红参23g（另炖），3剂

（3）大熟地90g，盐巴戟肉、二冬、云苓、五味子各30g，紫油桂3g（研粉米丸先吞）。此方先服5剂后，一、二两方按序轮服。

患者前后共服药100余剂，长期困扰周身的牛皮癣已全部脱落痊愈，唯留下色素沉淀而已。

李老之外病内治之法通过该病例得以充分验证，整个治疗过程未用一点外涂之药，在背部治疗好转而腰部及四肢效果不明显时，李老及时制方引火汤开辟药力下行通道，并在整个治疗过程中不断以回阳救逆之经方四逆汤加红参改善患者自身的免疫，顾护患者本身的阳气，治疗思路与方案堪称一绝，乌蛇荣皮汤方剂的成功治疗牛皮癣为吾进一步探索皮肤病的治疗提供了积极的指导思路和理论基础，心下不胜感激李老的良苦用心。

去年运用师父乌蛇荣皮汤加减共治疗牛皮癣11例（表面基本症状全部消失）、白癜风2例（症状有效改善1例，中途放弃治疗1例）、黄褐斑等其他皮肤疾患6例，均收到了明显的效果，以一例较为典型的牛皮癣为例：

梁小刚，男，25岁，洛阳人。2011年春突发牛皮癣，初起从头不断脱落白屑，逐步蔓延至脸面部及全身，多方治疗收效甚微，苦不堪言，2012年7

月 8 日来诊。症见患者面部、双耳、前胸后背、双腿皮色发红，表面层层白屑，双脉数，舌红。乃制方：

生地 120g（酒浸）	当归 45g	桂枝 45g	赤芍 45g
定风丹各 30g	丹皮 30g	紫草 15g	桃仁、红花各 30g
白鲜皮 45g	炙甘草 30g	狼毒 5g	黑芥穗 10g
蝉衣 10g	皂刺 10g	生姜 60g	大枣 10 枚
乌蛇肉 30g（蜜丸吞）			

水煎服。

患者连服 28 剂，初期效果明显，随后效果治疗效果反复，期间在上方中狼毒加至 10g、木鳖子 30g、炮姜 20g、砂仁 30g，患者出现了溏泻、厌食，浑身乏力等不适症状。

后细读师父《专辑》对皮肤病治疗补充解释后豁然明白：

（1）情志为病。患者父母离异，性格内向，心情压抑，沉默少言，行为较为孤僻。于是专门和患者交谈一次，对其强调心里健康对此病的重要性，不要将怨恨、不满藏在心里，要学会宽容，要懂得爱和感恩，多想自己的不对和别人好处恩情，心情才能逐步开朗，如一直将怨恨埋于心底则会极大地影响病情的治疗和恢复，经过一番交谈，患者对自己的病情有了初步认识和了解，并表示自己会努力克服自己的性格缺陷来积极配合治疗。

（2）师父第一句话便指出了：肺主皮毛而卫外，皮病治肺。

（3）患者皮肤颜色色赤即为火。

综合考虑，在上方的基础上重用黄芪 500g、白鲜皮 90g、葛根 75g，去木鳖子。

患者服药 7 剂，所有症状大为减轻，皮肤纹路出现，脱皮大减，继续服药 7 剂，皮肤颜色基本恢复，后来去四川工地上班而中断联系。

在对牛皮癣的治疗过程中，狼毒的功用很大，在方剂里加入狼毒后，病情即会很快好转。但狼毒的毒性仍应注意，平常狼毒用在 10g 以下没有太大反应，个别病人会出现腹痛难受，在原方中加入 90g 白芍即可解决（桂枝

45g、白芍 90g、炙甘草 30g，为小建中汤主药），用至 15g（需另加大枣 30 枚），病人大多会出现呕吐、腹痛，因此我平常使用狼毒都在 10g 以下，而且每次都从 5g 加起，每次加 1 ~2g 至 10g 为限。

斑秃

张某，女，22 岁，大学毕业待业。2011 年 11 月 21 日来诊。

7 岁起不定期脱发十几年，头部几乎脱去一遍，脱发后重新长出白绒头发约 3mm 后，逐步变黑变粗，随后即脱落，再脱再长，如此反复 15 年之久，四处求医，初用外涂药水，效果不明显，内服补肾中药几百付而效果不明显，症状基本无改善。诊其双寸弱，舌绛红。制方：

当归 45g	桂枝 25g	黄芪 60g	白术 30g
防风 30g	炒蒺藜 30g	制首乌 30g	柴胡 15g
赤芍 25g	白芷 15g	茯苓 15g	党参 15g
炙甘草 10g	川芎 10g	山药 30g	大枣 10 枚

生姜 4 片　水煎服，7 剂。

2011 年 12 月 2 日二诊

服药后脱发处痒甚。患者诉在青岛上学时，脱发减轻，回家后脱发加重，使用多种外用药，服中药补肾多付。思其年纪不大，尚未成家生子，肾气不应太虚。人体五行相生相克，肺主皮毛，肺属金，应该补土生金，以固其表。制方：

炮附片 15g	干姜 15g	炙甘草 30g	吴茱萸 15g
五味子 15g	白芍 30g	山萸肉 30g	红参 15g
黄芪 45g	肾四味各 15g	五灵脂 15g	生姜 4 片

大枣 10 枚

水煎服，14 剂。

2011 年 12 月 21 日三诊

上药服完，头皮痒减弱，仍有脱发，双脉搏动有力，唯左关沉弦，舌苔淡红光泽。嘱其注意生活规律，勿熬夜，制方：

吴茱萸 15g	五味子 15g	白芍 30g	肾四味各 15g
五灵脂 15g	炒谷芽 30g	炮附片 30g	干姜 15g
炙甘草 30g	山药 30g	川芎 15g	制首乌、炒蒺藜各 30g
山萸肉 30g	红参 15g	当归 45g	白芷 10g
生姜 45g	大枣 12 枚		

加水 2.5kg，熬至 300g，3 次分服。14 剂。

2012 年 1 月 10 日四诊

脱发、生发依旧，头痒轻，头皮多，便可，纳可，双脉跳动均匀，无单脉独显，唯左关稍快（由熬夜所致），舌淡红有光泽。补中荣皮，制方：

黄芪 100g	当归 45g	熟地 30g	桂枝 15g
赤芍 15g	桃仁 15g	红花 15g	炒蒺藜 30g
制首乌 30g	乌蛇肉 30g	肾四味 120g	骨碎补 30g
白芷 10g	白鲜皮 30g	红参 15g（另炖）	鸡内金 20g

水煎服，14 剂。

2012 年 2 月 3 日五诊

脱发减少，诸证均可，头痒去，头皮无，脉沉缓，左关弱，守方温水。制方：

黄芪 100g	当归 45g	熟地 30g	桂枝 15g
赤芍 15g	川芎 10g	桃仁 15g	红花 15g
炒蒺藜 45g	制首乌 45g	乌蛇肉 30g	肾四味 120g
骨碎补 30g	盐巴戟 30g	仙茅 30g	炙甘草 45g
山药 30g	制附子 15g	白芷 10g	红参 15g（另炖）
鸡内金 20g			

水煎服，14 剂。

2 月 21 日赴广州面见师父：

患者目前情况：仍有脱发，但新长头发全部黑发者不再脱落，初长白绒后变黑者仍会脱落。师父诊治后，师姐吕英书方：　　紫油桂 15g

制附子 45g（日加 5～100g）		高丽参 15g（冲）	干姜 45g
白术 45g	炙甘草 60g	黄芪 45g（90g）	当归 9g（45g）
定风丹各 9g（30g）	茯苓 45g	辽细辛 9g（45g）	白芷 10g
肾四味 120g	柏子仁 30g	生姜 45g	大枣 12 枚

加水 3kg，熬至 300g，3 次分服。另加服同仁堂柏子养心丸，30 剂。

回来后结合患者具体情况，以及当地饮食和气候因素，思虑再三，对上方做以增减，括号内剂量为增减后剂量。

2012 年 3 月 25 日六诊

脱发减少，梳头洗头较以前明显脱发减少，双脉匀缓，左关滑，（患者来诊前曾连续 2 天熬夜），舌红，舌根部白苔，面色、精神好，二便可，制方：

紫油桂 15g	制附子 100g	高丽参 15g（冲）	干姜 45g
白术 45g	炙甘草 60g	黄芪 90g	当归 45g
定风丹各 30g	茯苓 45g	辽细辛 15g	白芷 10g
肾四味 120g	柏子仁 30g	乌梅 36g	侧柏叶 30g
赤芍、白芍各 30g	生姜 45g	大枣 12 枚	

另加服同仁堂柏子养心丸　21 剂。

加水 3kg，熬至 300g，3 次服。

2012 年 4 月 28 日七诊

服药期间上火，此时正值阳气生发之际，大剂扶阳药物助阳，厥阴力弱疏泄失当乃为正因，上药服用期间穿插服用大剂引火汤 6 剂［熟地 90g、盐巴戟 30g、二冬各 30g、茯苓 30g、五味子 30g、白芍 100g，紫油桂 3g（米丸吞）］。大便或干或稀，（风木疏泄失当），小便可，月经正常，头右部开始大量生发，左部较少。补土生金之功已初见成效，巩固成果，制方：

制附片 100g	干姜 45g	炙甘草 60g	黄芪 150g
白术 45g	当归 45g	定风丹各 45g	茯苓 45g
细辛 45g	白芷 30g	肾四味 120g	盐巴戟 30g
高丽参 15g（冲服）	五灵脂 30g	生半夏 65g	吴茱萸 15g

桂枝 45g　白芍 30g　侧柏叶 15g　生姜 45g
紫油桂 10g、砂仁 30g（后下）　大枣 12 枚

14 剂，加水 3kg，熬至 300g，3 次服。

患者 5 月 20 日来店，双脉缓匀，舌质红润，面色好，声音爽朗，便成形，睡眠、食纳均好，新生头发毛根变黑，稳步好转，佳。

2012 年 6 月 7 日八诊

患者因事情外出，间隔服药多日，头右部脱发部位已基本长满黑发，唯左部仍有几片未出，舌质红，脉沉，关弱，厥阴寒气未尽，制方：

制附子 100g　干姜 45g　炙甘草 60g　黄芪 250g
当归 45g　定风丹各 30g　苍术 30g　白术 45g
茯苓 30g　细辛 45g　白芷 30g　肾四味 120g
盐巴戟 30g　吴茱萸 30g　高丽参 15g（冲）　五灵脂 30g
生半夏 65g　柴胡 15g　紫油桂 10g、砂仁 30g（后下）
生姜 45g　大枣 25 枚　核桃 6 个（打）　黑豆 30g

14 剂，加水 3kg，熬至 300g，3 次服。

2012 年 6 月 28 日九诊

双脉匀缓，舌质光滑红润，头部毛发基本生出，唯头左部仍有少量未出。时值盛夏，阳热充盈，毛孔自然张开，正是驱邪外出的大好时机，五生饮主之：

生附子 30g（日加 5～45g）　生半夏 130g　生南星 60g
生川乌 30g　生禹白附 30g　白术 45g　干姜 45g
黄芪 500g　当归 45g　炙甘草 60g　防风 30g
苍术 30g　桂枝 45g　川芎 45g　白芷 15g
细辛 30g　定风丹各 30g　白芍 45g　肾四味 120g
盐巴戟 30g　生姜 75g　大枣 12 枚　黑豆 30g
蜂蜜 150g　核桃 6 个（打）

7 剂，加水 3kg，熬至 300g，3 次服。

2012 年 7 月 16 日十诊

右脉大于左脉，出平人脉，左关稍沉，药后月经正常，无以往痛经、腿困，足阳明经脸部循行部位出红疹，日重夜轻，运动出汗后明显，便可，纳可，伏邪透出，五生得效，上方改：生附子 45g（日加 5 – 60g），另加葛根 60g 通表阳明。7 剂。

加水 3kg，熬至 300g，3 次服。

2012 年 8 月 1 日十一诊

梳头洗发不再掉发，脸部红疹消退，手臂出红疹后自行消退，上方改：生附子 60g（加 5 – 90g）、定风丹各 45g。14 剂。

加水 3kg，熬至 300g，3 次服。

2012 年 8 月 30 日十二诊

红疹停出，脉匀和，舌质红润，便可，纳可，眠可，洗头不脱发，早起枕头上已经很少见脱落头发，患者治疗前头皮松软，现今头皮紧凑而有弹性所有脱落部位已基本长全头发，头部右边仍有一小块未完全生发。补土生金之法已然使患者身体圆运动逐渐恢复，此时应最后开厥阴驱余邪，培元固本善后，制方：

（1）当归 45g　桂枝 45g　细辛 45g　通草 30g
炙甘草 30g　吴茱萸 30g　肾四味 120g　盐巴戟 30g
肉苁蓉 30g　生半夏 65g　白术 45g　干姜 45g
制附片 60g　山药 30g　肉桂 10g、砂仁 30g（后下）
茯苓 45g　生姜 45g　大枣 25 枚
核桃 6 个（打）　14 剂

加水 3kg，熬至 300g，3 次服。

（2）紫河车 100g　参须 100g　血茸 100g　五灵脂 100g
琥珀 100g　三七 200g　炮附片 300g　砂米 100g
越桂 100g　蛤蚧 10 对　干姜 100g　炙甘草 100g
山药 100g　蛹虫草 100g　定风丹各 100g

制粉，3g/次，热黄酒送服，逐步加量至5g/次，3次/日。

斑秃的发生原因很多，先天因素占多数，此例脱发并非脱后不长，而是反复生长，然后再脱，我们可以理解为气候和土质的问题，与人体对应的是肝经之寒和中土虚弱而生金之力弱，因此治疗思路依旧是散肝经寒气以调气候，补中土之虚以强肺金，外固皮毛达到治疗效果。

患者累计服药186剂，后服培元固本善后。先后十二诊，毛发乃生，多年不愈之怪症得以痊愈，古中医之神奇魅力尽现。病治有缘人，患者坚持服药对医者乃莫大支持，期间患者曾多次思想动摇，差一点前功尽弃，但上天有好生之德，患者有必胜之决心，医者有仁慈之心、古中医之利器，天地人相合乃收此功。

前列腺炎

靳某，21岁，中山医大学生，尿频、急年余，中山医大拟诊前列腺炎，属用苦寒清热，胃气已伤，面色萎黄，食少困倦，脉沉微，舌淡黄。太阳表邪内临三阴，扶正托透。2010年4月17日李老济源第一诊，制方：

（1）麻黄5g　制附片45g（日加5～100g）　辽细辛45g
车前子10g（包）　怀牛膝30g　紫油桂10g　乳香3g
炙甘草30g　干姜45g　红参15g（另炖）　肾四味各30g
东阿胶30g（化入）　猪苓15g　生姜45g　大枣12枚
葱白4寸

加水3kg，文火煮至250g，入参汁，3次服，旬7，21剂。

（2）大黄18g，海金沙、血琥珀、泽泻各9g，大蜈蚣18条，麝香1.2g，研粉，分6包。（服药期间，伏邪将渐次从太阳瘀腑透泻，尿急、频、痛加重，此时服1包）

服法：以蛋清2枚调糊，温水送下，接服热黄酒500g，病轻即停，再发再服。

服药后，出现胃部疼痛不适，期间尿频尿急加重，服粉药后减轻，由于患者不能忍受寒邪外透所出现的疾病暂时加重，多次服用粉药，致使出现拉肚。21剂药，有8剂药可能是药物不纯，服后基本无效，21剂服完后，皮肤有红疹出现。

2010年5月15日灵石李老第二诊

药后出红疹，伏邪外透，佳，守原意。

（1）麻黄5g　制附片100g（日加5～200g）　辽细辛45g
车前子10g（包）　怀牛膝30g　越桂10g（后下）
乳香3g　炙甘草120g　干姜45g　高丽参15g（另炖兑入）
三石30g　东阿胶30g（化入）　猪苓30g　生姜45g
山萸肉90g　生半夏、生南星各45g　乌药、益智仁各10g

加水3kg，文火煮至250g，入参汁，3次服，旬7，21剂。

（2）大黄18g，海金沙、血琥珀、泽泻各9g，大蜈蚣18条，麝香1g，研粉，分6包。（服药期间，伏邪将渐次从太阳瘀腑透泻，尿急、频、痛加重，此时服1包。）

服法：以蛋清2枚调糊，温水送下，接服热黄酒50g，病轻即停，再发再服。

2010年6月15日赴灵石李老第三诊

前列腺病年余，由太阳表邪误用苦寒致内陷三阴，欲出无路，两投托法，胃气来复，面萎黄，疲困、尿痛渐退，药后出红疹，泻恶臭便，伏邪下泻、外透，佳。

（1）麻黄10g　制附片200g（日加10～300g）　辽细辛45g
鹿茸二杠3g(冲服)　炙甘草90g　干姜150g　高丽参15g（冲服）
三石30g　东阿胶30g（化入）　猪苓30g　泽泻45g
生姜75g　山萸肉90g　生半夏65g　生南星60g
大枣12枚　黄柏、砂米、龟甲各30g　30剂　旬7

（2）大黄18g，海金沙、血琥珀、泽泻各9g，大蜈蚣18条，麝香1g，研粉，分6包。（服药期间，伏邪将渐次从太阳瘀腑透泻，尿急、频、痛加重，

此时服1包）

服法：以蛋清2枚调糊，温水送下，接服热黄酒50g，病轻即停，再发再服。

2010年9月9日赴灵石李老第四诊：

附子用至300g，胃部不适疼痛，阴部胀痛减轻，但尿频依旧，仍常遗精。

桂枝45g　杭白芍45g　炙甘草30g　生龙牡各30g

肾四味各30g　乌药15g　益智仁15g　红参15g（另炖）

制天雄45g　生姜45g　大枣12枚　核桃6枚（打）　30剂

水3kg，煎至300~400g，3次服。

李老另拟黄元御灵雪丹如下：

甘草、薄荷、甘遂、朝脑（卫生球）、阳起石、紫苏叶各9g

共研细末。盛于碗内，以麻纸糊碗口，以缝衣针密刺小孔，以碟子（较碗口大半指）扣于碗上，以黑豆面沿四周密封。

用砂锅底铺粗沙，加水，将药碗置于沙上，加水至高出药碗1寸，用木炭火煮5炷香，观察水耗，不断添水，5炷香燃尽即可，待水冷后取出开封。

另加麝香麦粒大1粒，研细，蟾酥麦粒大1粒研细，以人乳浸化，加入药中，以葱涕状液、官粉，炼蜜为丸，绿豆大，装瓶密闭收藏勿泄气。

用法：以本人唾液，化药丸1丸于掌心，化开后直接涂于龟头上，待2~4小时觉龟头有麻酥感，即药效发挥，治少年斩伤，遗泻不止。此药配置比较麻烦，需近一整天，对阳痿早泄经多例验证，效果明显。

患者现今已经痊愈，心情开朗，参加了学校篮球队。

关于排药反应的思考

在去年的诊务中，病人服药的一些共性反应比较有趣，我称为排药反应，一般分为三个阶段：

第一阶段：开始服药呕吐剧烈，药物难以下咽，此时应该是体内邪气炽盛，正气衰弱，邪主正从，邪气干扰机体发出错误信号，拒药于外，使病人闻药即吐，造成假象，以使病人丧失服药信心。

第二阶段：病人服药不再难受，喝药顺利，此时体内正邪交战，无暇顾及，病人在此阶段逐步回感到治疗的效果，以及明显的排病反应和以往陈年痼疾的重新出现，这个阶段很重要，应及时掌握病症的情况，向患者耐心解释原因，有些患者在这个阶段会心存疑虑而放弃治疗而前功尽弃。

第三个阶段：通过长期坚持服药和多次排病反应后，体内邪气退缩，人体真阳发动，正气强盛，机体的开启自我恢复功能，免疫能力明显提高，体内正邪力量对比发生了根本变化，余邪逐步被驱逐，此时正气会发出一个正确的拒药信号：我已经不需要支援或者不需要讨打支援了。此时应及时调整用药剂量的思路，根据好转脉象，按照生长、升发、收敛、闭藏的四时节气规律进行适当调补，固摄元气，师父的培元固本散为最有效的手段。这个阶段病人主要表现为：精神充沛，面色柔和，身体状况大为好转，患者此时看到药就会呕吐，更不要说喝药了，甚至想起喝药就会呕吐。

当然也有少数本身就不能喝中药的除外，掌握服药的各期反应，及时向患者说明，以增强患者治疗的信心，克服服药的恐惧以达到治疗的效果。

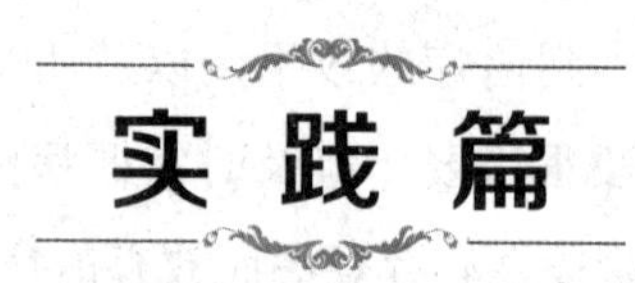

实践篇

本篇医案为我在日常诊病中运用李可中医药学术思想所治疗的的一些病案，其中一些疑难病案的治疗，体现了李可中医药学术思想独特魅力和特点。

疑似肝癌晚期肺转移

李某某，男，50岁，农业局干部，2012年8月26日来诊。

2010年查出肝囊肿，怀疑肝癌，个人不知情下被手术，术后化疗2次，介入2次，2011年查肺部泛发结节，而肝部正常，在省中医学院第三附属医院服如下药方：

8月13日

柴胡15g　　黄芩10g　　生半夏30g　　党参10g

桂枝15g　　炙甘草10g

苇根、冬瓜仁、生薏仁、肉桂、干姜、云苓、生南星、鳖甲、黄芩、鸡血藤、生麦芽各30g

白术20g　　蚤休15g　　白及15g　　远志20g

生山楂20g　　黄精20g　　大贝15g　　生姜30g

大枣6个　7剂

（患者服药后开始咳血，纳差。）

8月20日

柴胡15g　　黄芩10g　　生半夏30g　　党参10g

桂枝 15g　白芍 15g　炙甘草 10g　苇根 30g
冬瓜仁 30g　生薏仁 30g　肉桂 20g　干姜 20g
鳖甲 30g　黄芪 30g　鸡血藤 30g　生麦芽 30g
生龙骨、牡蛎各 30g　蚤休 15g　白及 15g
远志 10g　黄精 20g　地龙 15g　杏仁 12g
厚朴 15g　生姜 30g　大枣 6 个　7 剂

患者此次药未服完，夜间难以入睡，每夜子丑寅时分必然泻肚，至凌晨 5 时左右再次泻肚，食欲大减，身无力，腹中发凉，咳血，25 日赴郑，药方如下：

桂枝 15g　白芍 15g　炙甘草 10g　干姜 30g
云苓 30g　炒白术 30g　苇根 30g　冬瓜仁 30g
生薏仁 30g　肉桂 30g　炒山药 30g　蚤休 15g
白及 15g　鳖甲 30g　生龙骨、牡蛎各 30g
远志 15g　生麦芽 30g　生山楂 15g　补骨脂 15g
天花粉 20g　天龙 6g　鸡血藤 30g　生姜 30g
大枣 6 个

患者 24 日检查，病情有发展，未再服用，26 日来诊。

人迎脉沉弱，右关滑急，左脉弦数，舌绛，淡苔，胖，齿印明显，舌中裂纹，大便每夜丑寅时 2～3 次，如浓酱，盗汗，面灰暗，鼻腔干燥很久没有鼻涕，乙肝 10 余年，药服寒凉过重大损中气，耗伤元气，制方：

制附片 45g（日加 5～60g）　干姜 45g　炙甘草 60g
生半夏 130g　红参 30g（另炖）　五灵脂 30g　三石各 30g
山萸肉 90g　桂枝 45g　白芍 45g　细辛 45g
麻黄 10g　黄芪 250g　吴茱萸 30g　肾四味各 30g
漂海藻 120g　白芥子 30g（炒）　白及 30g　生姜 75g
川贝 6g、止痉散（6g－3 条）（冲服）　肉桂 10g、砂仁 30g（后下）
大枣 25 枚　核桃 6 个（打）　葱白 4 段

加水3kg，熬至300g，3次分服，药渣重煎泡脚。7剂。

2012年9月4日二诊

咳血止，诸证减轻，守方，制附片60g（加5～90g），煎法同上。7剂。

2012年9月16日三诊

14剂药后，睡眠改善，夜半不再拉肚，每早5～7时准时大便，药误救回，脉弦减轻，搏指有力，舌红，制方：

制附片100g　干姜60g　炙甘草90g　生半夏130g
生南星60g　生禹白附30g　红参30g（另炖）　五灵脂30g
三石各30g　山萸肉90g　桂枝45g　白芍45g
山药45g　细辛45g　麻黄10g　黄芪300g
吴茱萸30g　肾四味、盐巴戟各30g　漂海藻120g
白芥子30g（炒研）　白及30g　川贝6g、止痉散（6g－3条）（冲服）
生姜75g　大枣25枚　核桃6个（打）　葱白4段

加水3kg，熬至300g，3次分服，药渣重煎泡脚。7剂。

2012年9月25日四诊

患者经常咳出暗红血块，睡眠好，纳可，大便黑软，原方改制附片100g（日加5～200g）黄芪500g，加龟甲20g，改方后连服35剂，煎法同上。

患者服药8剂，感觉腹中有点发凉，头凉，去龟甲后症状消失。

2012年11月6日五诊

11月5日，患者经检查，同8月份检查对比纵膈淋巴结影消失，肺部结节影形态发生变化，夜子丑时浑身出黏汗，停药后便即成形，面色和润有光泽感，双脉匀缓，弦脉消，舌质红润，薄白苔，服药中间腹中时常发凉，用生姜红糖水服下即缓解。

制方：

（1）制附片200g（日加10～300g）　干姜100g　炙甘草120g
生半夏130g　生南星60g　生禹白附30g　生晒参45g
五灵脂30g　白芥子30g（炒）　木鳖子30g　肉桂10g（后下）

三石各30g	山萸肉90g	吴茱萸30g	麻黄15g
细辛45g	漂海藻120g	肾四味、盐巴戟各30g	
山药60g	龟甲10g	桂枝45g	白芍45g
白术45g	茯苓45g	白及30g	生姜75g
川贝6g、止痉散（6g-3条）（冲服）		大枣25枚	葱白4段
黑豆30g	核桃6个（打）		

加水3.5kg，熬至300g，3次分服。药渣重煎泡脚。30剂，旬7。

（2）另上方每服7剂，下方服3剂：

黄芪60g	当归30g	炙甘草30g	升麻10g
柴胡10g	陈皮10g	生龙骨、牡蛎各30g	
山萸肉90g	白及15g	山药45g	焦三仙各30g
高丽参15g（冲服）	砂仁10g。		

加水2kg，熬至300g，3次分服。

（3）另制培元固本散：

紫河车100g	琥珀100g	红参100g	五灵脂100g
鹿茸100g	三七200g	炮附片300g	砂米100g
蛤蚧10对	止痉散(120g-60条)	炮甲珠100g	白及100g
藏红花50g	蛹虫草100g	安桂30g	

制粉，每次5g，每日2次，米汤送服。

患者按时服药，在服第4剂后胃中疼痛约半小时，后阴下坠感极强，矢气感强，矢气后疼痛止，早上咳吐白黏痰，常吐深红色痰。

服至第14剂开始吐黑血块黏痰，痰中常有絮状物，吐出一枣核大小的黑硬块，左眼球处突然出现一大块血斑，加乌梅60g，4剂后逐步消失，7剂后去乌梅。

2012年12月4日六诊

早晨双腋下交替出汗，食欲有所减弱，呼吸时腹中逐渐有暖感，11月6日方加焦曲楂各30g、两头尖45g、乌梅45g，继续服用7剂。

患者服药5剂来电告知，早上和下午咳吐大口黑血痰块，咳后感觉轻松，右肋下微感疼痛。

2012年12月13日，双肋下疼痛减轻，出汗减少，咳吐黑血块痰，服药期间出现腰困，两屁股困，持续2日后消失。右脉匀缓有力，左关浮滑，舌绛淡白苔，双手掌红润有光泽，平常吐白痰，出现口吐清水，发凉，制方：

制附片300g	干姜150g	炙甘草120g	生半夏130g
生南星60g	生禹白附30g	白芥子30g（炒研）	生晒参30g
五灵脂30g	木鳖子45g	三石各30g	山萸肉90g
焦曲楂各30g	两头尖45g	麻黄15g	细辛45g
吴茱萸50g	漂海藻120g	肾四味各30g	盐巴戟30g
山药60g	龟甲10g	桂枝、白芍、白术、茯苓各45g	
乌梅45g	白及30g	川贝6g、止痉散（6g-3条）（冲服）	
肉桂10g、砂仁30g（后下）		生姜75g	大枣25枚
葱白4段	黑豆30g	核桃6个（打）	

加水3.5kg，熬至300g，3次分服，药渣重煎泡脚。7剂。

2012年12月20日，吐白凉痰较多，口水多，吐血痰减少，双脉匀缓有力，左脉大于右脉，近20天来鼻腔中出现鼻涕，鼻腔不再干燥。上方去龟甲、乌梅，加泽泻45g。7剂。

中间冬至日服四逆汤1剂：生附子30g、干姜45g、炙甘草60g、红参30g，煎法同上。

2012年12月29日，上药服第2剂时，从上午10时许，右肋下胀困撕裂般疼痛循后腰下行，剧痛约5个小时后逐步减轻，累计时间约为12小时，晚10时基本不疼，次日早上拉黄沫状大便，量较大，据患者讲，以前患乙肝时曾拉此样大便。鼻腔鼻液增多，带红血丝，口吐白痰减少，咳出暗红色血痰也减少，左关滑数，舌红，淡白苔。守方7剂。

2013年1月2日，患者电话告知感觉从耳根后有一股气线沿右肋靠背部下行至大腿内侧，较为困痛，持续时间不长。药力透至厥阴，厥阴寒化，通行经络而有此状，但患者吐口水现象有明显加重，百思难得其解。患者在2

月初出现中风脑梗入院后中断治疗，后得知患者在2013年6月离世。

后附患者提供的部分检查报告。

济源市人民医院

CT检查报告 (CT)

姓名：李金柱	性别：男	年龄：50 岁	CT号：16433
科别：外	床号：-	住院号：-	RIS号：201208240035

检查部位：胸部

影像所见：

肺窗示双肺纹理略显增粗，肺野透光度可，双肺可见散在类圆形高密度结节影，双肺门不大。纵隔窗示纵隔无偏移，心影及大血管形态可，纵隔可见肿大淋巴结影。左侧胸膜略显肥厚。

诊断意见：

肝CA肺转移。

报告医师：

检查日期：2012-08-24 16:05:31　　报告日期：2012-08-24 16:05:31

本诊断意见仅作为临床诊断的参考依据之一

济源市人民医院

CT检查报告 （CT）

姓名：李金柱 性别：男 年龄：50 岁 CT号： 19887
科别：肝胆科 床号：--- 住院号：--- RIS号：201211050015
检查部位：胸部+上腹部

影像所见：

"肝ca"术后片示：

双肺野可见多发大小不等棉絮状高密度影，纵隔居中，其内未见明显异常，心脏及大血管影可，双侧胸腔无积液。

肝脏形态、大小失常，肝左叶未见显影，肝右后叶可见类圆形低密度影，胆囊未见明显显示，胰腺胰体尾部增粗，脾脏不大。腹膜后未见明显异常。

诊断意见：

1. "肝ca"术后改变。
2. 双肺多发转移灶。
3. 肝右后叶低密度灶，建议结合临床。

报告医师：李[签名]

检查日期： 2012-11-05 09:48:18 报告日期：2012-11-05 15:07:52

本诊断意见仅作为临床诊断的参考依据之一

济源市人民医院检验报告单

条码 121105000126

姓名：李金柱　病 历 号：2012110041　受检来源：门诊　样 本 号 11

性别：男　送检科室：肝胆外科　样本类型：血清　临床诊断

年龄：成年　病　床：.　申请医生：付玉和　检验结果仅对当日当次所检之样本负责

检验目的：　AFP；CEA

序号	检验项目	测定值	单位	参考值	提示
1	甲胎蛋白(AFP)	9.57	IU/ml	0--5.8	↑
2	癌胚抗原(CEA)	6.07	ng/ml	0--3.4	↑

检验日期：2012-11-05　检验医生：靳蓓蓓　审核医生：[illegible]

济源市人民医院检验报告单

姓名:李金柱　性别:男　年龄:成年　标本类型 血液　标本号：12110

科室:肝胆外科　床号:.　住院号:201211004173 送检日期 2012-11-5　送检医生 付玉和

病人类型门诊　检验目的：血常规；　本结果只对此样本负责 咨询电话：0391-6652981

项目	结果	参考值	项目	结果	参考值
白细胞(WBC)	8.87	4—10 10^9/L	红细胞分布宽度标准差(RI	40.8	%
中性粒细胞百分比(GR%)	72.21	50--75 %	红细胞分布宽度变异系数(	12.4	10--16 %
淋巴细胞百分比(LY%)	21.00	20--45 %	血小板(PLT)	221	100--300 10^9/L
单核细胞百分比(MO%)	4.60	1--10 %	血小板压积(PCT)	0.20	0.10--0.2 %
嗜酸性粒细胞百分比(EO%	2.10	0.5--5 %	平均血小板体积(MPV)	8.9	6--11.5 fl
嗜碱性粒细胞百分比(BA%	0.10	0--1 %	血小板分布宽度(PDW)	10.5	9--20 %
中性粒细胞绝对值(GR#)	6.40	1.4--6.5 10^9/L	大型血小板比率(P_LCR)	18.2 ↓	19.1--46.6 %
淋巴细胞绝对值(LY#)	1.86	1.2--3.4 10^9/L	幼稚粒细胞计数(IG#)	0	0--0.029 10^9/L
单核细胞绝对值(MO#)	0.41	0.1--0.9 10^9/L	幼稚粒细胞百分比(IG%)	0.2	0--0.5
嗜酸性粒细胞绝对值(EO#	0.19	0.05--0.7 10^9/L			
嗜碱性粒细胞绝对值(BA#	0.01	0--0.1 10^9/L			
红细胞(RBC)	4.70	4.0--5.5 10^12/L			
血红蛋白浓度(HGB)	141	120--160 g/L			
红细胞压积(HCT)	43.0	40--50 %			
红细胞平均体积(MCV)	91.5	80--100 fl			
平均红细胞血红蛋白(MCH)	30.0	27--34 pg			
平均红细胞血红蛋白浓度(	328.0	320--360 g/L			

RBC直方图　PLT直方图　DIFF SCAT　BASO SCAT

检验日期 2012-11-05　打印日期 2012-11-05　检验医生 张[illegible]　复核医生 [illegible]

济源市人民医院检验报告单

条码：121105000124
姓名：李金柱　性别：男　年　龄：成年　采样日期：2012/11/05　样本号：121105000124
科别：肝胆外科　床号：.　病历号：201211004　送检医师：付玉和　样本类型：血清
类型：门诊　检验目的：全项肝功；血糖；肾功能；　备注：

序号	项　目	结　果		单位	参考值
1	尿素(UREA)	5.07		mmol/L	2.9--8.2
2	肌酐(CREA)	47		umol/L	44--97
3	尿酸(UA)	285		umol/L	208--428
4	胱抑素C(CysC)	1.38	↑	mg/L	0.63--1.25
5	血糖(GLU)	6.65	↑	mmol/L	3.9--6.1
6	总胆汁酸(TBA)	7.7		umol/L	0--15
7	总胆红素(TBIL)	19.6		umol/L	3.4--22
8	直接胆红素(DBIL)	3.9		umol/L	0--7.00
9	丙氨酸氨基转移酶(ALT)	53	↑	U/L	5--40
10	门冬氨酸氨基转移酶(AST)	39		U/L	0--40
11	总蛋白(TP)	70		g/L	64--83
12	白蛋白(ALB)	45		g/L	34--50
13	球蛋白(GLB)	25		g/L	25--35
14	白蛋白/球蛋白(ALB/GLO)	1.80			1.00--2.50
15	碱性磷酸酶(ALP)	66		U/L	40--150
16	γ-谷氨酰转肽酶(GGT)	19		U/L	11--50

检验日期 2012/11/05　报告日期　2012/11/05　检验医生：胡光友　复核医生：靳蓓
注：此报告仅对本次所检测的标本负责　咨询电话：0391-6659226

济源市人民医院检验报告单

条码：121105000124
姓名：李金柱　性别：男　年　龄：成年　采样日期：2012/11/05　样本号：121105000124
科别：肝胆外科　床号：.　病历号：201211004　送检医师：付玉和　样本类型：血清
类型：门诊　检验目的：全项肝功；血糖；肾功能；　备注：

序号	项　目	结　果	单位	参考值
17	5'-核苷酸酶(TNTL)	5	U/L	2--11.4
18	α-L-岩藻糖苷酶(AFU)	39	IU/L	3--40
19	腺苷脱氨酶(ADA)	10	U/L	4--18

检验日期 2012/11/05　报告日期　2012/11/05　检验医生：胡光友　复核医生：靳蓓
注：此报告仅对本次所检测的标本负责　咨询电话：0391-6659226

肺癌晚期

李某某，男，35岁，思里石牛人。2012年2月27日来诊。

肺癌，放疗22次，化疗3次，因大便干结服破气通滞泻药10余剂，致大便溏泻，停药则大便不通，脾阳大败，病情雪上加霜，腹胀满，面色苍白无华，精神萎靡，咳喘剧烈，双脉急、细、数、沉，舌如白蜡胖大惨白，边缘齿印，腰背疼痛剧烈，已经骨转移，卧床不起，医院已告知家属准备后事，危！患者放化疗之后元气大伤，又服诸多破气泻药，残存之脾阳基本已去，土败不运，上下不交则阴阳俱脱，生之希望渺茫，家属悲痛极力邀治，只好勉力为之，急救胃气，革除药误，破阴回阳，救得一丝残阳，或许可延长患者生命，制方：

白术90g	干姜90g	茯苓45g	制附子100g
炙甘草120g	生半夏130g	白芥子30g（炒研）	白及30g
三石各30g	山萸肉90g	止痉散（6g－3条）	（冲服）
漂海藻60g	生晒参30g（捣另炖）		五灵脂30g
麻黄5g	肉桂10g	炒麦芽60g	细辛45g
浙贝母15g	炙紫菀45g	炙冬花45g	生姜75g
大枣12枚	葱白4段		

加水3kg，熬至300g，3次分服，药渣重煎泡脚。7剂。

患者服药1剂告知大便成形，2剂感觉心中烦躁，乃告知此为正邪交争，勿惧，坚持服药，不可耽搁。患者服药7剂，中间偶尔可下床走动，大便通，小便量可，疼痛减轻。初服得效。

3月4日，患者家属再次按原方取药7剂。5日早，患者家属电话，从昨晚起，患者大便干结，拉少许硬屎，腹中不适，乃告知：今日惊蛰节气，患者阳气虚弱感应节气变化而致，嘱全天煮食梨水。

3月10日，患者来电，大便不通，腹胀难受，用开塞露后矢气大便，中气突然失运，询之，前几天患者双腿乏力，封闭针后大便失常，因血小板化验低于常规值（患者住院期间一直输血小板未间断），家属让其服用中成药（升血小板胶囊）升血小板，主要成分为青黛、连翘、丹皮、仙鹤草、甘草，此药主要用于原发性血小板减少性紫癜，清热解毒，凉血止血，家人不明就里，盲目用药，寒凉败中，嘱其立即停药，并告知，脾乃生血之源，胃气不复，补之何用，切不可见病治病，贻误病机。

患者经此之后，精神极差，恐惧感极强，中间需多次到医院诊视，为其树立信心。

3 月 19 日诊

服药 21 剂未间断，舌质从舌尖向后逐渐变红，舌中黄白厚腻苔后退，脉搏有力，犹存浮，右关沉滑弱，每日酉时胃中不适，此应为胃气与大气相感而知。患者精神压力极大，恐惧感强，身体稍有不适即疑神疑鬼，不能自已，对病恢复不利，服药期间大便头干，需靠开塞露协助，由于已经骨转移，双腿困乏无力，整日大多卧床，调方：

白术 120g　干姜 90g　茯苓 45g　制附子 100g（日加 5～200g）

炙甘草 120g　生半夏 130g　生南星 60g　白芥子 30g（炒研）

白及 45g　三石各 30g　山萸肉 90g　漂海藻 120g

高丽参 15g、止痉散（6g－3 条）（冲服）　五灵脂 30g

麻黄 15g　肉桂 10g、砂仁 30g（后下）　炒麦芽 60g

细辛 45g　浙贝母 45g　炙紫菀 45g　炙冬花 45g

乌梅 36g　山药 60g　生姜 75g　大枣 12 枚

葱白 4 段

加水 3kg，熬至 300g，3 次分服，药渣重煎泡脚。7 剂。

2012 年 3 月 26 日诊

上 7 剂服药期间手心发热出汗，大便干结如羊屎球，需靠开塞露或大麻油排便，小便吃力，浑身无力，咳剧，卧床难起，腹部撑胀，有时疼痛（疼痛时患者家属以麦麸炒热捂肚，每次捂肚之后，患者都腹胀难受，大便憋胀），有腹水（彩超检查约 500ml）。患者除每天输血小板之外，另外输消炎药 2 瓶，患者中土大败难以回复，加上寒凉液体输入，使得中土更是败上加败，期间患者家属让患者服用炒二丑和服用麻仁润肠丸通便，曾给患者家属书硝菔汤（萝卜 2.5kg，芒硝 120g）而未用，中气败绝，回生无望，最后一试：

黄芪 500g	生附子 45g	生半夏 130g	生南星 60g
生禹白附 30g	生川乌 30g	白术 90g	干姜 90g
茯苓 45g	泽泻 45g	猪苓 30g	高丽参 30g
五灵脂 30g	炙甘草 120g	漂海藻 120g	大贝 120g
炙紫菀 45g	炙冬花 45g	桂枝 45g	细辛 45g
麻黄 10g	白芥子 30g（炒研）	肾四味各 45g	盐巴戟 45g
葛根 90g	厚朴 10g	黄连 5g	防风 30g
生姜 75g	大枣 12 枚	黑豆 30g	蜂蜜 150g

加水 3.5kg，熬至 300g，3 次分服。7 剂。

患者服药 5 剂，于清明节前一天（4 月 3 日）去世，退回剩余 2 剂药。

患者于 2 月 27 日来诊至去世，经 35 天，虽然患者已逝，但有几点可做总结：

（1）患者得病之初滥用放化疗次数过多，而后服药寒凉败中破气药，致使胃气败绝难回。过度治疗在癌症治疗过程中是一个普遍存在的现象，在身边曾发现多例癌症患者在手术后长期存活，有的达到 20 余年，我自家伯伯 1986 年做胃癌切除手术后至今健在，他们都有着共同特点：一是保持正确的心态对待病情，乐观开朗，二是都没有过度治疗，基本没有进行化疗，都是在术后调整自己的生活方式，适当锻炼，合理饮食，并在一段时间内服用中药进行调理。

（2）患者得病后恐惧感强，稍有不适即采取各种手段，掩盖病情，顾此失彼，因此，癌症患者保持良好的与疾病对抗的心态必不可少。

（3）师父言有胃气则生，无胃气则死，在此例病人治疗中得以准确验证。

（4）患者家属在治疗过程中盲目用药导致病情急剧恶化。

（5）在此例病人治疗中，服用回阳救逆药物与西医输液应该有冲突。

（6）自己学艺不精，在患者出现诸多反应后不能做出准确判断和合理用药，甚为惭愧。

胃癌晚期扩散——中土大败

段某某，男，89岁，2013年11月7日诊。

胃癌全身扩散，恰逢立冬节气时呃逆、呕吐不止，食入即吐，立冬前一天上吐下泻，无尿，脉沉急，舌中芒刺腻厚，边缘瘀斑成条，兼有暗色血珠，高年重症，中气大损，阴阳欲脱，大危之象，制方：

（1）花椒30g，小茴香30g，食盐150g，同炒布包，趁热敷于肚脐眼。

（2）柿蒂60g，加水500g，浓煎至100ml，小量频服。

（3）重灸中脘穴、关元穴，间以捏按内关穴。

（4）白术90g　干姜90g　生附子30g　代赭石250g
红参45g　五灵脂30g　生半夏130g　炙甘草60g
茯苓45g　三石各30g　山萸肉120g　止痉散（10g－10条）（入煎）
生南星60g　白芥子30g（炒研）　焦曲楂各45g　炒麦芽60g
白及30g　肾四味各30g　吴茱萸50g　生姜90g
大枣25个　生姜汁1小杯兑入

加水3kg，熬至300g，2个小时服用50ml。1剂。

2013年11月11日：服药后呕逆大减，但家人未让病人按要求服药，昨天症状减轻后推病人下楼针灸，再感寒凉，重新症状又发，一日未食，呕吐不断，伴胶黏痰，腹中疼痛，中土大败，战机稍纵即逝，制方：

白术90g　干姜100g　炮附片100g　代赭石250g
旋覆花30g　红参45g　五灵脂30g　生半夏130g
炙甘草90g　茯苓45g　三石各30g　山萸肉120g
止痉散（10g－10条）（入煎）　生南星60g　焦曲楂各45g
炒麦芽60g　肾四味各30g　盐巴戟肉30g　柿蒂60g
吴茱萸50g　生姜90g　大枣25枚　生姜汁1小杯兑入

加水 3kg，熬至 300g，2 个小时服用 50ml。1 剂。

2013 年 11 月 15 日：上方服完呃逆停止，仍不能进食，食则呕吐，建中气：

炮附片 90g　白术 45g　干姜 45g　桂枝 45g
白芍 90g　炙甘草 60g　生半夏 130g　党参 45g
五灵脂 30g　肉桂 10g　砂仁 30g　焦曲楂各 30g
生姜 75g　大枣 12 枚　饴糖 150g（化入）

加水 2kg，熬至 300g，3 次分服。2 剂。

患者服完后可以少许进食，后又取 11 日方药 1 剂出院回家，因家庭条件原因，已放弃进一步治疗。

食管 – 贲门癌

李某某，男，82 岁，济源市克井北社人。

患者因胃部不适，吞咽困难，阻滞感强，于 2012 年 12 月 6 日市人民医院胃镜检查为食管 – 贲门癌变，因患者年高，医院不愿再动手术，私下告知患者家属年前准备后事。其家属不愿放弃，前来求治。患者虽然年高，但精神健旺，对自己病情不是很清楚，性格乐观开朗。舌苔燥厚，口气秽臭。12 月 10 日，其子约诊，患者年高，稳步固本为稳妥之法，但扶其正气，容邪缓去，方：

（1）漂海藻 120g　生附子 30g　生川乌 30g　防风 30g
生半夏 65g　生南星 65g　生禹白附 30g　干姜 45g
炙甘草 90g　生晒参 30g　五灵脂 30g　代赭石 90g
白术 45g　茯苓 45g　泽泻 45g　山药 45g
肾四味各 30g　止痉散（6g – 6 条）（入煎）　生姜 45g
大枣 12 枚　黑豆 30g　蜂蜜 150g　7 剂

（2）开道散含服：守宫 100g　柿霜粉 100g
火硝、煅礞石、紫硇砂、雄精、生甘草各 50g　冰片 5g

研极细粉，蜜调3g每次，含化，每天8次。

（3）生禹白附1000g，研粉，上笼蒸40分钟，晾干，每次10g，每日3次，逐渐加至每次30g。

2012年12月20日二诊：患者服药后感觉腹中发热，绞痛，随后即拉软黏便，每次疼痛约3～5分钟，多发于每日最后一次服药，脉缓有力。患者服用开道散之后，每日咳出黑黏痰许多，胸中轻松许多，询之，患者在煤矿下工作一辈子，许是肺中之沉积在药物作用下咳出。效不更方，原方7剂。

2012年12月29日三诊方

漂海藻120g	生附子30g（日加5～45g）		生川乌30g
防风30g	生半夏65g	生南星65g	生禹白附30g
干姜60g	炙甘草90g	党参60g	五灵脂30g
代赭石90g	桂枝45g	白芍90g	白术45g
茯苓45g	泽泻45g	山药45g	肾四味各30g
半枝莲15g	墓头回15g	止痉散（10g－10条）（入煎）	
生姜45g	大枣12枚	黑豆30g	蜂蜜150g

加水3.5kg，熬至300g，3次分服，药渣重煎泡脚。7剂。

患者服用开道散非常按时，但出现嘴中溃烂，服用时较为疼痛，嘱其改为每日4～6次，服用中药期间开道散不可间断，生禹白附粉需坚持服用。

2013年1月5日，患者告知，每次服药后腹痛，嘱其在剩余药中加醋元胡30g。

2013年1月11日四诊：脉匀缓，言服药期间排下鸡蛋大小肉状物后腹中剧痛，持续一天，舌淡苔，攻邪得效，加力再攻：

漂海藻120g	生附子45g（日加5－60g）		生川乌30g
防风30g	生半夏130g	生南星65g	生禹白附30g
干姜60g	炙甘草90g	党参60g	五灵脂30g
怀牛膝45g	三石各30g	山萸肉90g	干蟾皮10g

代赭石 90g	桂枝 45g	白芍 90g	白术 45g
茯苓 45g	泽泻 45g	山药 45g	肾四味各 30g
半枝莲 15g	墓头回 15g	止痉散（10g－10 条）（入煎）	
生姜 75g	大枣 12 枚	黑豆 30g	蜂蜜 150g

加水 3. 5kg，熬至 300g，3 次分服，药渣重煎泡脚。7 剂。

2013 年 1 月 18 日五诊：药后有反胃，饮食减少，方：

漂海藻 120g	生附子 60g	生川乌 30g	防风 30g
生半夏 130g	生南星 65g	生禹白附 30g	干姜 60g
炙甘草 120g	党参 60g	五灵脂 30g	醋元胡 30g
桂枝 45g	白芍 90g	白术 45g	茯苓 45g
泽泻 45g	三石各 30g	山萸肉 90g	肾四味各 30g
半枝莲 30g	止痉散（10g－10 条）（入煎）		生姜 75g
大枣 12 枚	黑豆 30g	蜂蜜 150g	

加水 3. 5kg，熬至 300g，3 次分服，药渣重煎泡脚。7 剂。

此次药中去墓头回，因其入药味道极为难闻，致吐。

2013 年 1 月 25 日六诊：患者出现口吐酸水现象（年轻时常有），原方生附子 60g（日加 5g～90g）7 剂。

2013 年 2 月 16 日七诊：药后病灶处疼痛剧烈，纳差，舌红，中间黄腻苔，脉跳有力，呕逆，便不利，诸证不管，继续攻邪。

漂海藻 120g	炙甘草 120g	生附子 100g	生川乌 30g
防风 30g	生半夏 130g	生南星 65g	生禹白附 30g
代赭石 120g	党参 30g	五灵脂 30g	细辛 45g
桂枝 45g	白芍 90g	熟地 45g	醋元胡 30g
川楝子 30g	干蟾皮 10g	大黄 45g	半边莲 30g
止痉散（10g－10 条）（入煎）		肾四味各 30g	麻黄 10g
焦曲楂各 30g	吴茱萸 30g	生姜 75g	大枣 12 枚
蜂蜜 150g	黑豆 30g		

加水 3. 5kg，熬至 300g，3 次分服，药渣重煎泡脚。7 剂。

2013 年 3 月 19 日八诊：药后呕吐黏痰，偶有腹痛，便黏不利，脉浮、劲，舌红，色绛，但饮食逐渐增多，眠可。上方加减：

漂海藻 120g	炙甘草 120g	生附子 100g	生川乌 30g
防风 30g	生半夏 130g	生南星 65g	生禹白附 30g
代赭石 120g	党参 45g	黄芪 500g	五灵脂 30g
细辛 45g	桂枝 45g	白芍 90g	熟地 45g
醋元胡 30g	川楝子 30g	干蟾皮 10g	大黄 60g
半边莲 30g	止痉散（10g－10 条）（入煎）		肾四味各 30g
三石各 30g	山萸肉 90g	焦曲楂各 30g	吴茱萸 50g
生姜 90g	大枣 12 枚	蜂蜜 150g	黑豆 30g

加水 3. 5kg，熬至 300g，3 次分服，药渣重煎泡脚。7 剂。

2013 年 3 月 20 日九诊：黏痰减少，服至第 5 剂，患者感觉病灶处疼痛，口吐清水较多，舌湿、红，脉转沉缓。因患者口吐清水，断为中土虚寒，变方：

白术 90g	炮姜炭 90g	生附子 100g	茯苓 45g
泽泻 45g	炙甘草 120g	醋元胡 45g	川楝子 30g
生半夏 130g	干蟾皮 10g	藿香 10g	佩兰 10g
炒麦芽 60g	两头尖 45g	止痉散（10g－10 条）（入煎）	
漂海藻 120g	肾四味各 30g	肉桂 10g	生姜 90g
砂米 30g（姜汁炒）（后下）			

加水 3. 5kg，熬至 300g，3 次分服，药渣重煎泡脚。14 剂。

2013 年 4 月 18 日十诊：大便通畅，患者精神较好，出现一日能食，一日不能食的现象，一时不得明白，口吐清水未有改善，上方加减：

黄芪 500g	白术 90g	炮姜炭 90g	炮附片 200g
桂枝 45g	茯苓 45g	泽泻 45g	猪苓 30g
苍术 30g	炙甘草 120g	醋元胡 45g	川楝子 30g

生半夏130g 干蟾皮10g 藿香10g 佩兰10g

炒麦芽60g 两头尖45g 止痉散（10g－10条）（入煎）

漂海藻120g 肾四味各30g 肉桂10g 生姜90g

砂米30g（姜汁炒）（后下） 大枣12枚

加水3.5kg，熬至300g，3次分服，药渣重煎泡脚。7剂。

2013年5月1日十一诊：食后易呕，进食时好时坏，脉沉弱，困扰一个多月的口吐清水仍未减轻，反而越来越重，改方：

代赭石250g 白术120g 炮姜150g 炙甘草120g

生南星60g 生半夏130g 止痉散（10g－10条）（入煎）

制附片300g 白芥子30g（炒研） 三石各30g 山萸肉90g

茯苓45g 干蟾皮15g 生晒参30g 五灵脂30g

生姜75g 大枣12枚

加水3.5kg，熬至300g，3次分服，药渣重煎泡脚。7剂。

2013年5月27日十二诊：因天气较热，患者停药近20天，尽管使用了大量的利水、燥湿、大补中土去其寒湿之药，但从3月20日至今在服药和停药期间口吐清水症状依然没有得到改善，反而逐渐加重，与其对面，如小雨扑面，随着吐水症状的加重患者精神也随之变差，而且在其他癌症治疗过程中也出现了类似症状，肯定是治不得法，仔细思索，忆起师父曾经说过，寒水泛滥，需以前水治后水。近几个月来偏重攻邪，使得患者本气大虚，师父讲攻邪时杀敌一千自损八百则是后勤供应出了偏差，出现这种情况应责之于肾。肾在人身属水，师父所言前水即指肾水，后水则指肾弱而不能管制之寒水，因此必须强肾，补水而治水。患者因大便少，服二丑，另用木心草和萝卜煎水喝，高年重病，气聚为先，不可破气，方：

（1）代赭石250g 白术150g 炮姜150g 炙甘草120g

生南星60g 生半夏130g 止痉散（10g－10条）（入煎）

天龙10g 制附片300g 白芥子30g（炒研） 炒麦芽60g

焦曲楂各30g 藿香10g 佩兰10g 茯苓45g

肉桂10g、砂米30g（姜汁炒）（后下）　大黄45g
干蟾皮15g　生晒参45g　五灵脂30g　生姜75g
大枣12枚

加水3.5kg，熬至300g，3次分服，药渣重煎泡脚。3剂，每剂服2天。

（2）同仁堂金匮肾气丸每日下午5点前，一次性服用5丸。

患者服药第二天即告知口吐清水明显减少。曾治疗一肝癌和肺癌患者，都是在服药几个月后出现口吐清水症状后没有及时解决，基本都在不到两个月迅速出现了癌转移，不想在此得以解决，不胜唏嘘，逝者已去，生者长存啊。实践出真知，作为医者需不断思索，勤于思索，医理通晓，方可解疑难于探索之路，师父离世，中医界之大不幸。

2013年6月6日十三诊：患者近期过生日，前去祝贺。本地有男怕生前，女怕生后之说，患者精神极好，言自己快过关了。服药后饮食增加，呕吐极黏痰涎。口吐清水症状已经彻底扭转，嘱其将金匮肾气丸减为2丸，早上加服一丸。患者目前有个现象，隔两天则有一天水米不进，精神不减，怪也，留作以后思索吧。今日午服药后自感异物移至嗓门处，自我形容如蛇吐信，咳吐不出，用手扣则呕吐黏涎。此正邪交织，腹中死痰被驱出，机不可失，疾风暴雨，强力祛邪，方：

制附片400g　茯苓60g　蜂房15g　熟地90g
生禹白附60g　乳香9g　没药9g　瓦楞子45g
代赭石250g　白术150g　炮姜150g　炙甘草120g
生南星60g　生半夏130g　止痉散（15g－15条）（入煎）
天龙15g　白芥子30g（炒研）　炒麦芽60g　焦曲楂各30g
藿香10g　佩兰10g　茯苓45g　大黄45g
肉桂10g、砂米30g（姜汁炒）（后下）　干蟾皮15g　生晒参45g
五灵脂30g　生姜75g　大枣12枚

2剂，每剂服3～5天。

2013年6月22日十四诊：患者惜药，每剂服6天。患者从开始服药起，生禹白附粉从未有间断，开道散现在保持每日 2 ~3 个。此次服药期间有 2 ~3 天拉黏稠大便 2 ~3 次，腹中轻松，精神较好每天饮食正常，吞咽无任何阻滞感，黏痰涎已经不再呕吐，舌红，淡白苔，面色柔和，双脉较沉稳，双尺稍弱，嘱其继续服用金匮肾气丸。村中人认为患者的恢复是个奇迹，一时之间竟有不少患者前来诊病。今日夏至，天地阳气大盛，借助天时，继续攻邪，原方 4 剂，改蜂房为 30g，如上服法。

7 月 3 日患者电话告知嗓门和食道异物感已经完全消去，食纳大增，便可，精神健旺，仍坚持每日服用开道散 3 ~5 粒，生禹白附粉每次 20g，因天气炎热，遂停服汤药，赴山西亲戚家中避暑。

2013 年 8 月 20 日十五诊：患者在山西居住 1 个多月，坚持服用生禹白附粉和开道散，没有其他不适，眠可，饮食不佳，双脉沉，舌质红润，有淡白苔，时已立秋，中土受累，理中善后：

白术 90g	干姜 90g	制附片 400g	焦曲楂各 30g
炒麦芽 60g	肉桂 10g、砂仁 30g（后下）		黄精 30g
白蔻仁 15g	藿香 10g	佩兰 10g	乳香 10g
陈皮 30g	瓦楞子 45g	生半夏 130g	党参 60g
五灵脂 30g	吴茱萸 15g	止痉散（10g - 10 条）（入煎）	
天龙 10g	蜂房 15g	干蟾皮 10g	生姜 90g

每剂服 3 天。

患者上药共断续服用 5 剂，自认为已好，拒绝去医院检查，停服中药。其老伴心脏病发作，每天在家为老伴煎药、做饭，宛如常人，嘱其继续服用生禹白附粉，不可间断。

10 月 4 日，其子电话诉患者右腹部以下奇痒，继而出疱疹，流水，伏邪外透嘱其勿惊，用麻黄 30g、桂枝 15g、皂刺 30g、蝉衣 30g，煎水服用，助其透发。10 月 10 日电话告知，原先出疱疹处已经结痂好转，在腹中部和左腹边又新出疱疹，嘱其继续按原方煎服，好转但奇痒难耐，洗剂一料：土茯苓 120g、苦参 45g、蛇床子 45g、白矾 15g、雄黄 10g，煎水熏洗患处。

患者自8月份以来停服中药自今，无任何不适，因其家中多事，已经无法再继续治疗下去，甚为可惜。

患者于2014年8月份去世，从来诊时起至今，临床缓解近两年。前去吊唁，其子女不胜感谢，告知其父自从停药到去世，饮食没有阻碍，一直没有出现癌症晚期疼痛现象，自然离去，全村人视为奇迹。

患者在治疗过程中，一直坚持服用开道散，即时停服汤药亦为间断，生禹白附粉经蒸制后毒性大减而药性不减，患者最高服用量每次达30g，没有不适，且对病情起到了控制，可以肯定在消化道癌症的治疗中，生禹白附粉有奇效。

食管癌

一、时某，男，60岁，河北人。其子发来病情说明和治疗经过如下：

患者三代中医，擅长妇科，2012年2月20胃镜检查结果：

内镜所见：食管距门齿30～35cm处溃疡型肿物，中央凹陷，上覆污秽苔，边缘不规则隆起，局部缩窄，扩张性欠佳。

贲门黏膜光滑完整，齿状线清晰，开闭自然。胃底大弯侧有浑浊滞留液，其余部黏膜有散在点状充血。胃体黏膜皱襞规则，黏膜有散在点状充血。胃角呈桥拱状，黏膜光滑完整。

胃窦黏膜光滑完整，色泽红白相间，以红为主，蠕动规则，分泌物不多。幽门呈圆形，开闭良好。十二指肠球部黏膜光滑完整，球后及降段未见异常。

2012年4月10日检测结果

（1）恶性肿瘤特异生长因子测定（TSGF）

测定值：69.18U/ml

参考值：64U/ml

（2）癌胚原测定（CEA）

测定值：12.24U/ml

参考值：5.0U/ml

（3）CA19－9

测定值：35.15U/ml

参考值：35U/ml

脉象：沉，弦，数舌象：质淡，苔白，胸背疼，便干结如羊屎。

患者自开中药服用：

第一阶段 3 月 4 日 ~4 月 20 日

3 月 4 日　3 剂

人参 10g　寸冬 10g　五味子 10g　红花 10g
桃仁 10g　赤芍 10g　酒白芍 10g　酒当归 10g
川芎 6g　熟地 10g　秦艽 10g　青枫藤 10g
海枫藤 10g　忍冬藤 10g　醋柴胡 10g　炒枳壳 10g
法半夏 10g　郁金 10g　陈皮 10g　豆根 10g
石斛 10g　白屈菜 3g　金银花 10g　黄连 6g
黄芪 10g　甘草 5g

人参，三七，重楼，西洋参，蜈蚣，白花蛇，散剂，分 3 天随药冲服。

3 月 7 日，3 剂

人参 8g　寸冬 10g　五味子 10g　红花 10g
桃仁 10g　赤芍 10g　酒白芍 10g　酒当归 10g
川芎 8g　熟地 10g　秦艽 10g　青枫藤 10g
海枫藤 10g　醋柴胡 8g　炒枳壳 10g　法半夏 10g
郁金 10g　陈皮 10g　豆根 10g　白屈菜 6g
黄连 6g　黄药子 15g　黄芪 10g　八月扎 10g
甘草 8g　藤梨跟 15g

3 月 10 日，3 剂

人参 8g　红花 10g　桃仁 10g　赤芍 10g
酒白芍 10g　酒当归 10g　川芎 8g　熟地 10g
秦艽 10g　醋柴胡 10g　炒枳壳 8g　法半夏 10g
郁金 10g　陈皮 10g　豆根 10g　白屈菜 8g

黄连 6g　黄药子 30g　黄芪 10g　八月扎 10g
甘草 8g　藤梨跟 30g

3 月 13 日，3 剂

人参 10g　红花 8g　赤芍 8g　酒白芍 10g
酒当归 10g　川芎 8g　熟地 10g　醋柴胡 8g
炒枳壳 8g　法半夏 10g　郁金 10g　陈皮 10g
豆根 10g　白屈菜 10g　黄连 6g　黄药子 30g
黄芪 15g　八月扎 10g　甘草 10g　藤梨跟 30g

3 月 18 日，3 剂

人参 6g　红花 8g　赤芍 8g　酒当归 10g
川芎 5g　熟地 10g　醋柴胡 8g　炒枳壳 10g
法半夏 10g　郁金 10g　陈皮 10g　豆根 10g
白屈菜 10g　黄连 6g　黄药子 10g　黄芪 15g
八月扎 10g　甘草 10g　藤梨跟 20g　白花蛇舌草 15g
冬凌草 20g　炒白术 10g　茯苓 10g　内金 10g
醋元胡 15g

3 月 25 日，3 剂

人参 6g　红花 10g　赤芍 10g　酒当归 10g
川芎 5g　熟地 10g　柴胡 8g　炒枳壳 10g
法半夏 10g　郁金 10g　陈皮 10g　豆根 10g
白屈菜 5g　黄连 6g　黄药子 12g　黄芪 15g
八月扎 10g　甘草 10g　藤梨跟 20g　白花蛇舌草 15g
冬凌草 20g　炒白术 10g　茯苓 10g　炒内金 10g
旋覆花 10g　代赭石 15g

第二阶段 4 月 21 日 ~6 月 6 日

疼痛逐渐加剧至痛不欲生，大便干结如羊粪，堵不严重。总结经验认为是津亏热结证，改为外用三生去疼方（生附子，生川乌，生南星，配乳香，

没药，黄药子）去疼奇效，覆至患处即可不疼，内服沙参麦冬汤

沙参 15g	生地 15g	寸冬 15g	元参 18g
熟地 15g	天花粉 20g	桔梗 10g	甘草 5g
白花蛇舌草 30g	守宫 10g	火麻仁 10g	炒枣仁 10g
玉竹 10g	半枝莲 15g	千层纸 10g	佛手 10g
白芍 20g	醋元胡 20g	旋覆花 10g	代赭石 20g
冬凌草 15g	郁李仁 15g	白屈菜 5g	板蓝根 15g

4 月 21 日 ~6 月 6 日用沙参麦冬汤，外用三生方，由剧痛转为疼痛止，但吃喝堵严重，只能吃流食，早顺，中午晚上堵得严重。堵严重后服用李老先生开道散（火硝 30g，紫硇砂 15g，明雄黄 3g，硼砂 15g，真落水沉香 5g，枯矾 6g，柿霜粉 30g，煅礞石 5g，冰片 1.5g，乌梅肉 15g，共研极细粉，每次 1g，蜜汁调糊，缓缓含化）。

第三阶段 6 月 6 日 ~7 月 22 日

6 月 10 日 ~7 月 23 日服用跟师李可抄方记之药方

6 月 10 日，3 剂

生半夏 75g	甘草 50g	漂海藻 50g	止痉散 3g（冲服）
木鳖子 30g	两头尖 45g	大贝 120g	牡蛎 45g
元参 45g	制附子 90g	吴茱萸 30g	白参 30g
五灵脂 30g	生南星 30g	生姜 50g	

浑身发热，自我感觉热得难受，堵加剧，疼痛开始。

6 月 17 日，1 剂

生半夏 75g	甘草 50g	漂海藻 50g	止痉散 3g（冲服）
木鳖子 30g	两头尖 45g	大贝 120g	牡蛎 45g
元参 45g	制附子 90g	吴茱萸 30g	白参 30g
五灵脂 30g	生南星 30g	生姜 50g	代赭石 90g

浑身发热，自我感觉热得难受，堵加剧，疼痛未好转。

6 月 21 日 ~7 月 23 日电话咨询张大夫后方改为：

生半夏130g　甘草100g　漂海藻120g　两头尖45g
大贝120g　牡蛎45g　川贝6g　生附子45g
吴茱萸30g　白参30g　五灵脂30g　生南星60g
生姜75g　生白术90g　干姜90g　大枣25枚
枸杞30g　淫羊藿30g　补骨脂30g　菟丝子30g
大云30g　茯苓45g　核桃6枚　巴戟肉30g
肉桂10g（后下）　砂仁30g（后下）

堵略减小，疼加剧。

服用后上火，守方加木鳖子45g。

7月12日后加细辛45g、杭白芍90g、生半夏100g。

7月14日后加黑豆30g、生川乌30g，服完此剂后腹泻，后改为守方。堵无变化，疼痛逐渐加剧至痛不欲生。

7月23日见到患者，患者精神萎靡，面色黑黄瘦弱，双脉急、微、细、数，病至厥阴，危险之极。细询之下，患者在服用抄方记药方后出现腹泻，便立即停药，中间服用沙参麦冬汤，多次有上火即服清火之剂，致中气大败，此时大便不通已经6日，勉为制方：

（1）大黄60g　制附片100g　细辛45g　炒莱菔子30g

2剂，大便通后服下方。

（2）白术120g　干姜90g　生附子60g　高丽参30g（冲）
生半夏130g　五灵脂30g　炙甘草60g　黄连5g
炒内金25g　肾四味各30g　肉苁蓉各30g　肉桂10g
砂仁30g（后下）　玄参45g　生姜75g　大枣12枚

服2剂后上火，扁桃体肿大发炎，天突穴左侧起大疙瘩和扁桃体肿连成一片（可能肿瘤已经完全转移），疼痛5天5夜不止。

7月30日服用引火汤：熟地90g、盐巴戟30g、天冬30g、麦冬30g、茯苓30g、五味子15g、紫油桂粉3g（米丸吞），1剂半后，扁桃体肿消但嗓子疼，天突穴左侧起大疙瘩稍消。

7 月 30 日～8 月 3 日用梅花针叩刺背部疼痛部位间隔，拔出瘀血后疼痛减轻，守方加醋元胡 60g、川楝子 30g、甘草 30g、桔梗 30g。

8 月 3 日晚整夜疼痛不止。

患者对于使用五生饮心存疑惧，初服得效，出现腹泻，本是转机，却立即停药，继而饮鸩止渴，纠结于表证，以致有如此结果，患者 8 月 13 日去世。

二、徐某，女，70 岁，2013 年 7 月 3 日由郑州来诊。

病情：2004 年查出食道癌，放化疗多次，中间控制尚好，今年 6 月出现转移，化疗后病情急剧加重，肺转移，心包积液，脾脏占位，出现淋巴结转移，全身疼痛难忍，每日服 2～3 次止疼药。双臀部长出两个大肿块，有欲破之势，两乳房下肿块较硬、疼，大便干结不通多日，嗓中痰声噜噜，腿酸困，不时冷汗涟涟，舌干红无光，双脉急细、数，左关晃如摇舟，已现心衰之象，面色青惨白，由人搀扶入店就诊。

高龄滥用杀伐，元气大伤，本气衰败，胃气几绝，急救胃气为要：

白术 120g　干姜 90g　生附子 30g　茯苓 45g

生半夏 130g　生晒参 45g　五灵脂 30g　焦曲楂各 30g

炒麦芽 60g　炙甘草 30g　三石各 30g　山萸肉 90g

瓦楞子 45g　白芥子 30g（炒研）　肾四味各 30g　肉苁蓉 45g

藿香 10g　佩兰 10g　止痉散（15g－15 条）（入煎）

肉桂 10g、砂仁 30g（后下）　生姜 90g　核桃 6 个

葱白 4 寸　大枣 12 枚

2 剂，加水 3kg，熬至 300g，3 次分服。

7 月 6 日：药后大便通，腹中鸣响，但较平稳，舌红如猪腰，已有湿润之色，危重病人，气息悬于一线，宜补不宜攻，救得一分胃气，保得一分真元，尚有生机一线，原方 2 剂。

7 月 9 日：药后矢气多，全身疼痛减轻，可以忍受，止痛药停服，双脉

数，寸口急滑，服药4剂，饮食增加，主动索食。行七补一攻之法：

（1）白术120g　干姜90g　生附子30g（日加5～45g）
茯苓45g　生半夏130g　生晒参45g　五灵脂30g
焦曲楂各30g　炒麦芽60g　炙甘草30g　三石各30g
山萸肉90g　瓦楞子45g　白芥子30g（炒研）　肾四味各30g
肉苁蓉45g　藿香10g　佩兰10g　生姜90g
止痉散（15g－15条）（入煎）　肉桂10g、砂仁30g（后下）
核桃6个　葱白4寸　大枣12枚

加水3kg，熬至300g，3次分服，药渣重煎泡脚。7剂。

（2）生附子30g（日加5～45g）　生川乌30g　防风30g
生半夏130g　生南星60g　生禹白附30g　三石各30g
山萸肉120g　麻黄5g　生晒参45g　五灵脂30g
丹参45g　细辛45g　桂枝45g　白芍45g
两头尖45g　止痉散（15g－15条）（入煎）　干姜45g
炙甘草60g　白芥子30g（炒研）　肾四味各30g　肉苁蓉30g
瓦楞子30g　白术45g　茯苓45g　生姜45g
大枣12枚　蜂蜜150g　黑豆30g　麝香0.2g（顿服）

加水3kg，熬至300g，3次分服，药渣重煎泡脚。3剂。

先服一方，再服二方，两方交替服用。

（3）每日下午5点之前服同仁堂金匮肾气丸2丸。

7月22日：两乳下肿块和臀部肿块消去，便通，黏、臭，面色黄，双脉跳较匀，但患者右肋肝部位置疼痛难忍，每天又需服止痛片3～4次，由于卧床不动，患者双腿蜷起不能伸展：

（1）仍按原来制方服用，在两方中都加入醋元胡45g、川楝子30g、大黄60g（如服药期间大便不通，可加至150g）。

（2）经常按摩刺激阳陵泉穴、环跳穴，每晚按摩脚底大踇指一侧。

（3）生川乌75g、生附子75g、生南星75g、乳香25g、没药25g、冰片50g、醋元胡75g。制粉，蜂蜜调，敷疼痛处。

7月27日，告知，外用药后疼痛基本停止，无大便，但没有胀满感，饮食较少，晚上心急难眠，精神时好时坏，嘱其将麝香早上服用。8月1日来电，患者每日下午四点后烦躁，此乃肾气衰弱，阳难回宅，嘱其加服同仁堂金匮肾气丸至4颗后，症状消失。

患者至此已无回生希望，家属坦言，只为解除患者痛苦，另其父去世不足1年，希望以药物维持其母坚持过完其父1周年，真使人哭笑不得，但又无可奈何，只能勉为其力，使得患者痛楚减轻，只待时间归去而已。

上两方轮替服用。

8月7日，患者女儿郑州电话，其母高热不退，谵语，已经送入某知名医院，医院见此危重病人，劝其回家，没有给予治疗，细询之下得知患者多日没有大便，患者胃气基本已绝，只靠药物维持，曾嘱咐其家属，如大便不通可将大黄加至150g，但事已至此，嘱其速用白萝卜2.5kg浓煎，化入芒硝120g给患者服用，服药排便后即给患者喝浓小米粥以顾护胃气。

另制方：	制附片200g	干姜60g	炙甘草60g
三石各30g	山萸肉90g	白术120g	蝉衣30g
麻黄15g	细辛45g	生石膏250g	大黄90g
九节菖蒲45g	生晒参45g	五灵脂30g	生半夏130g
肾四味各30g	肉苁蓉45g	乌梅120g	黄柏15g
桂枝45g	白芍90g	五味子30g	茯苓45g
炒麦芽60g	麝香0.3g（顿服）	生姜90g	大枣12枚
带须葱白4段			

带药随其子前往郑州，途中得知患者已经排除秽臭大便许多。到郑州后，马上煎药患者服上药一次，体温降至37.5度，服完后基本正常。继续按原来七补三攻药方服药。

8月20日：患者又现腹胀，下午低热，双腿可以伸直，时而清醒，时而昏迷，从郑州回济源，住入市中医院，制方：

大黄60g　莱菔子90g（生炒各半）　厚朴75g（姜汁炒）
九节菖蒲30g　生半夏130g　茯苓45g　党参60g
五灵脂30g　升麻30g　白术150g　干姜120g
炮附子100g　焦曲楂各30g　炒麦芽60g　三石各30g
山萸肉90g　麻黄10g　细辛45g　炙甘草60g
止痉散（15g-15条）　瓦楞子60g　藿香20g　佩兰20g
肾四味各30g　肉苁蓉45g　盐巴戟肉30g　肉桂10g
砂仁30g（后下）　生姜90g　大枣12枚　2剂

服后低烧减退，其他效果不明显，期间又发高热，仍以8月7日方使用后退烧。

9月3日晚，患者突然心脏出现衰竭出院回家，晚8时半至其家，患者处于昏迷状态，脉如大河东去，去势甚急，指甲青乌，手脚冰凉，嘱其准备后事，患者于当晚11时30分去世。此时已过其父周年13天，逝者安息。

宫颈癌肠转移

孔某某，女，59岁，济源高庄，2012年11月26日来诊。

病情：宫颈癌肠转移，化疗多次，后赴北京做放疗后出现大肠末端焦化，在京造瘘后回来，头发基本脱完，身体瘦削，面色苍白无色，音微声低，饮食极差，后阴下坠感极强，不能稍坐片刻，诉前后阴分泌物多，色黄，异味，由人搀扶蹒跚叉腿行路来诊。脉细数，舌淡无血色，厚腻苔。制方：

制附片45g　干姜45g　炙甘草60g　三石各30g
山萸肉90g　白术45g　高丽参15g（冲服）
当归、川芎、白芍、熟地各45g　漂海藻60g　黄芪250g
升麻15g　柴胡15g　桔梗30g　五灵脂30g
肾四味各30g　炒麦芽60g　茯苓45g　生姜45g

大枣 12 枚

加水 2.5kg，熬至 300g，3 次分服。7 剂。

2012 年 12 月 4 日二诊：药后厌食，拉稀软便，矢气多，下坠感无明显改善，脉数，右关急滑，舌绛，腻苔，后阴出血，黏性分泌物增多。患者出现症状，并非坏事，乃投石激水，药中病机，上方加焦曲楂各 30g、乌梅 46g、生半夏 65g、黑豆 30g、制附片 45g（日加 5g）无上限。7 剂。另配服同仁堂槐角丸。

2012 年 12 月 11 日三诊：舌苔逐渐退至后半部，厌食，分泌物异味，脉细数，精神有改观，下坠感依旧，方：

制附片 80g（日加 5～100g）		干姜 60g	炙甘草 60g
三石各 30g	山萸肉 90g	白术、茯苓各 45g	焦曲楂各 30g
炒麦芽 60g	当归、川芎、熟地、白芍各 45g		黄芪 250g
柴胡、升麻、橘皮各 15g		肾四味各 30g	高丽参 15g（冲服）
五灵脂 30g	漂海藻 60g	乌梅 46g	生半夏 65g
生姜 45g	大枣 12 枚		

加水 3kg，熬至 300g，3 次分服，药渣重煎泡脚。7 剂。

2012 年 12 月 18 日四诊：矢气多、极臭，大便排出黏团物质，并不时有类似脱落之坏死组织排出，下坠感稍轻，精神好，言语逐渐多起来，守方 7 剂。

2012 年 12 月 25 日五诊：脉跳有力、数，腻苔渐去，舌淡，下坠感没有明显改善，但已经不似以前那样痛苦，厌食感已去，但食欲不是太好，庚金不升源于辛金不降，中气已然逐步回复，阳明浊气未去，降辛金以升庚金，方：

制附片 100g（日加 5g）		干姜 60g	炙甘草 90g
三石各 30g	山萸肉 90g	白术、茯苓各 45g	焦曲楂各 30g
山药 60g	五味子 30g	麦冬 15g	藿香 20g
佩兰 20g	当归、川芎、熟地、白芍各 45g		黄芪 500g

柴胡、升麻、桔梗各30g　党参45g　五灵脂30g
漂海藻120g　肾四味各30g　黑豆30g　核桃6个（打）
生姜45g　大枣12枚

加水3kg，熬至300g，3次分服，药渣重煎泡脚。7剂。

2013年1月3日六诊：原方制附片加至160g。7剂。

2013年1月10日七诊：分泌物明显减少，期间排出坏死物一块，脸色红润，声音洪亮，精神愉悦，喜笑颜开，脉沉细，双寸浮滑如珠，舌中燥黄苔基本褪去，舌湿，下坠感仍无改善。患者服药42剂，已取得初步效果，信心大增，上方加吴茱萸30g，制附片加至200g，改大枣为25枚。7剂。

2013年1月18日八诊：分泌白黏稠状物质，下坠感依然没有明显变化，脉沉，舌有淡黄苔，原方制附片200g（日加10g）。7剂。

2013年2月7日九诊：右关滑动，舌淡苔，双寸滑，立春时节，万物复生，肝气生发，原方改吴茱萸50g，制附片280g。14剂。

2013年3月2日十诊：后阴下坠感减轻大半，中间不时伴有脱落物，每次脱落之后有出血，面色和润，舌质红润淡苔，双脉缓和，右腿弯处拽扯疼痛，有脚面肿，非水肿，脚大踇指痛不可触，此为肝经循行之路，疑为患者造瘘手术伤到经络，在药物作用下修复受伤经络，制方：

黄芪500g　柴胡30g　升麻30g　桔梗30g
肾四味各30g　盐巴戟肉30g　制附片280g（日加10～300g）
干姜60g　炙甘草120g　三石各30g　山萸肉90g
白术、茯苓、泽泻、怀牛膝各45g　党参45g
五灵脂30g　漂海藻120g　焦曲楂各30g　生麦芽60g
山药60g　五味子30g　麦冬30g　吴茱萸50g
止痉散（6g－3条）、炮甲珠6g（冲服）　生姜45g
大枣25枚　核桃6个（打）　黑豆30g　14剂

2013年3月21日十一诊：分泌物稍有增多，厥阴经循行部位阵阵跳痛，足大踇指下午发红，右腿感觉抽紧，弯腰行步，嘱其勿惊，上方加伸筋草

30g。7剂，每剂2天。

2013年4月8日十二诊：偶发脚踝肿，分泌物若有若无，晨起痰多，便量增大，食量增，睡眠好，右腿抽紧现象大减，守方7剂，每剂2天。

2013年4月22日十三诊：服药期间出现腰痛较剧两次几乎不能站立，但持续时间不长，大便后有沫，小便黄，纳可，眠可，总感觉有热气从腹中升起，脉沉匀缓，尺弱，右关弦沉，舌苔淡，继续加当归45g，天麻30g，防风30g。7剂。

2013年5月6日十四诊：每日下午右腿仍稍肿，其余宛如常人，患者服药105剂，诸症均消，特别是放疗造瘘之后苦不堪言的后阴下坠已经完全恢复正常。制方：

漂海藻120g	炙甘草120g	生薏仁45g	制附片300g
干姜90g	白术90g	黄芪500g	当归45g
焦曲楂各30g	川牛膝45g	茯苓45g	泽泻45g
山药60g	伸筋草30g	天麻30g	
肾四味、盐巴戟肉、肉苁蓉各30g		三石各30g	山萸肉90g
吴茱萸50g	党参45g	五灵脂30g	大枣25枚
止痉散（6g－3条）、炮甲珠6g（冲服）		生姜45g	黑豆30g
核桃6个（打）			

加水3.5kg，熬至300g，3次分服，药渣重煎泡脚。连服21剂。

2013年5月31日十五诊：患者去检查，肿瘤指标完全正常，大症基本已去，培元固本散善后：

（1）

再造散＋炮附片300g		蛤蚧10对	炮甲珠150g
干姜片100g	炙甘草100g	安桂50g	止痉散（100g－100条）
砂米100g	青风藤50g	蛹虫草200g	川贝100g

制粉，5g/次，热黄酒送服，每日3次。

（2）每日下午金匮肾气丸3丸。

（3）每月阴历12日～18日，服：白术90g　干姜90g

生附子 45g　肉桂 15g　炒麦芽 60g　焦曲楂各 30g
生半夏 130g　生晒参 45g　五灵脂 30g　藿香 10g
佩兰 10g　生姜 125g

加水 2.5kg，熬至 300g，3 次分服。服至寒露节气过。

2013 年 10 月 11 日，患者医院检查化验单显示，所有指标都正常，血象正常，培元固本散已经服完，嘱其在冬季停药静养，注意饮食营养和保暖，防止感冒，适当进补，金匮肾气丸按要求服至立春，待来年春天再做定论。

2014 年 2 月 4 日，患者检查一切正常，身板挺直，语声朗朗，嘱其适当锻炼，保持心情乐观，清淡饮食但应不失营养，停药静养。

患者丈夫为给患者治病，自购甩干机一台，每天亲自为患者煎药，并用甩干机将残余药液甩出，从不间断，患者恢复如此与得此照料密不可分，可赞夫妻情深，同甘苦，共患难，其利断金，祛病魔远去啊。

宫颈癌术后

葛某某，女，63 岁，2014 年 4 月 2 日。

宫颈全切手术后，右脉浮缓重按无根，寸口沉滑，双尺可，舌边瘀红，中间白腻，眠可、纳可、便可，贫血。患者本身并没有特别的不适，其子女认为大病后需调理身体而来诊。

三阴寒结，高年阳虚，当先顾其本气。

白术 45g　干姜 45g　制附片 45g　三石各 30g
山萸肉 90g　党参 45g　五灵脂 30g　生半夏 65g
止痉散（6g－3 条）（入煎）　天龙 10g　两头尖 45g
焦曲楂各 30g　生南星 30g　漂海藻 50g　甘草 50g
生姜 45g　大枣 12 枚　7 剂

2014 年 4 月 10 日星期四：服药无明显反应，双小腿肚下午发紧，右脉已趋于沉缓，眠、纳无明显影响，便稀软，每日可 2 次。

白术 45g　干姜 45g　制附片 45g（日加 5～60g）

三石各 30g　山萸肉 90g　党参 45g　五灵脂 30g
生半夏 65g　止痉散（6g－3 条）（入煎）　天龙 10g
两头尖 45g　焦曲楂各 30g　生南星 30g　漂海藻 50g
甘草 50g　茯苓 45g　生姜 45g　大枣 12 枚　7 剂

2014 年 4 月 18 日：双脉平缓，人迎稍滑，舌质红润，下午小腿肚发紧，便稀软，每日 2 次，但精神大好。

白术 90g　干姜 90g　制附片 60g（日加 5～90g）
三石各 30g　山萸肉 90g　党参 45g　五灵脂 30g
生半夏 65g　止痉散（6g－3 条）（入煎）　天龙 10g
两头尖 45g　焦曲楂各 30g　生南星 30g　漂海藻 50g
甘草 50g　茯苓 45g　生姜 45g　大枣 12 枚　7 剂

2014 年 4 月 27 日：矢气多，双脉和缓有力，舌质红润，守方。

白术 90g　干姜 90g　制附片 100g　三石各 30g
山萸肉 90g　党参 45g　五灵脂 30g　生半夏 65g
止痉散（6g－3 条）（入煎）　天龙 10g　两头尖 45g
焦曲楂各 30g　生南星 45g　漂海藻 50g　甘草 50g
茯苓 45g　生姜 45g　大枣 12 枚　7 剂

2014 年 5 月 12 日：停药后，大腿内侧至膝盖处疼痛，且在肝经循行部位有红疹发出，停药后矢气大减，双脉和缓，舌绛，理中得效，伏邪外透，建中气助其透邪：

桂枝 45g　白芍 90g　炙甘草 30g　生半夏 65g
当归 45g　细辛 45g　通草 30g　吴茱萸 30g
鸡矢藤 60g　麻黄 5g　制附片 23g　生姜 45g
大枣 25 枚　5 剂

患者服完药后身体感觉大为改善，高龄重病术后，以大剂理中合四逆汤、少许攻邪加减治疗得效，不可大毒一味急治，以培元固本散缓图：

培元固本散＋川贝 50g　炮附片 200g　炮甲珠 50g

两头尖 100g　砂米 50g　肉桂 30g　止痉散（60g－60 条）
蛤蚧 4 对　炙甘草 50g　干姜 50g

以蒲公英 100 熬水，每日冲服 2 次，每次 3－5g。

乳腺癌淋巴转移

李某某，女，52 岁，济源五龙口人 2013 年 11 月 15 日来诊。

乳腺癌淋巴转移，右侧乳房硬块明显，连带右臂困疼难忍，患者明了自己病情，情绪十分低落，言语之间泪水涟涟，经一番心理疏导之后趋于平静，同意试着服用中药。双脉沉稳，左关弱，舌体宽大，舌面粉苔，舌尖红。制方：

生附子 30g　制川乌 30g　生半夏 130g　生南星 60g
生禹白附 30g　干姜 60g　甘草 60g　漂海藻 60g
路路通 30g　山药 45g　白术 60g　吴茱萸 15g
茯苓 45g　丹参 45g　柴胡 63g　白芍 45g
止痉散（6g－3 条）、炮甲珠 3g（冲服）　党参 45g　五灵脂 30g
细辛 15g　肉桂 10g、砂仁 15g（后下）　防风 30g
黑豆 30g　蜂蜜 150g　生姜 90g　大枣 12 枚
蒲公英 120g　夏枯草 120g（煎汤代水煎药）

加水 3.5kg，熬至 300g，3 次分服，药渣重煎泡脚。5 剂。

2013 年 1 月 20 日二诊：右臂困胀明显减轻，初服便一日多次，后保持一日 2 次，呈稀软状，双脉劲数，舌苔减淡，原方生附子日加 5～45g，7 剂。

2013 年 11 月 25 日三诊：脉较前沉，右脉数，舌苔粉，夜晚睡觉热感强，汗少，腰困疼，口干，小便多，服第 5 剂时泻下 4 次，患者自觉胸部肿块下移许多，制方：

生附子 45g（日加 5～60g）　制川乌 30g　生半夏 130g
生南星 60g　生禹白附 30g　干姜 60g　炙甘草 120g
漂海藻 120g（洗）　路路通 30g　山药 45g　白术 60g

吴茱萸 30g　麻黄 15g　茯苓 45g　丹参 45g
两头尖 45g　肾四味各 30g　柴胡 63g　白芍 45g
止痉散（6g－3 条）、炮甲珠 3g（冲服）　党参 45g　五灵脂 30g
细辛 30g　肉桂 10g、砂仁 30g（后下）　防风 30g
黑豆 30g　蜂蜜 150g　生姜 90g　大枣 12 枚
蒲公英 120g　夏枯草 120g（煎汤代水煎药）

加水 3.5kg，熬至 300g，3 次分服，药渣重煎泡脚。7 剂。

上药服完后服下方 3 剂：

桂枝 45g　白芍 90g　炙甘草 30g　生半夏 130g
焦曲楂各 45g　陈皮 30g　生姜 75g　大枣 12 枚
饴糖 150g（化入）　3 剂

2013 年 12 月 6 日：胸部和右臂疼痛基本消失，唯有右臂弯处偶有疼痛，患者另用蒲公英适量加冰片捣敷肿块处，感觉肿块逐步变软下移，信心大增，尽管感受风寒仍然喜形于色。前 7 剂依然大便一日 2 次，后服建中汤后大便成形，11 月 25 日原方 7 剂，因患者感受风寒，咳嗽不止，另以小青龙汤解表：

麻黄 15g　制附片 23g　细辛 45g　生半夏 65g
五味子 45g　干姜 45g　炙紫冬各 45g　壳白果 20g（打）
生姜 45g　带须葱头 6 个　大枣 12 枚

加水 1.5kg，熬至 300g，3 次分服。1 剂。

表证解后，原方继续攻邪。

2013 年 12 月，患者选择手术，中断中医治疗。

腹膜癌胸膜转移

杨某某，女，62 岁，山东单县人，2012 年 3 月 11 日其子约诊。患者因身体虚弱无法亲自来诊，病情由其子代诉。患腹膜癌，双肺转移，胸膜转移，主动脉淋巴转移，癌胚抗原 385ng/L，无法手术。其子代诉：易饥，咳，喘剧，二便可，眠差，舌苔白腻，纳可。

邪实正虚，胃气尚存，攻邪为先，制方：

制天雄 100g（日加 5～200g）　干姜 90g　炙甘草 120g
漂海藻 120g　炙紫菀 45g　炙冬花 45g　麻黄 10g
细辛 45g　生半夏 130g　生南星 60g　生禹白附 30g
白芥子 30g（炒研）　五味子 30g　肾四味 120g　三石各 30g
山萸肉 90g　生晒参 30g（另炖）　五灵脂 30g　桂枝 45g
白芍 45g　茯苓 45g　泽泻 45g　生姜 75g
止痉散（6g－3 条）（冲服）　大枣 12 枚　核桃 6 个
黑小豆 30g　葱白 4 段

加水 3kg，熬至 300g，3 次分服，药渣重煎泡脚。21 剂。

为防止患者喘剧不得卧，另制葶苈大枣汤备急：

葶苈 30g（炒黄）　大枣 12 枚

加水 3 碗，先煮大枣，去 1 碗，纳葶苈再去 1 碗，去渣，顿服。

2012 年 4 月 14 日

服药 1 个月，患者精神好转，赴昆山儿子处做一检查后，由昆山来济。咳嗽减轻，喘减轻，纳如常人，偶有胃酸，睡眠改善较好，大便黑软，咳白痰，遇寒则喘，每日寅时较为剧烈，左脉浮，右脉弦紧，尺弱，舌边缘齿印明显，舌根部黄苔，近期口苦无味，双脸颊红。制方：

制天雄 200g　干姜 90g　炙甘草 120g　三石各 30g
山萸肉 90g　漂海藻 120g　生晒参 30g（捣）　五灵脂 30g
生半夏 130g　生南星 60g　生禹白附 30g　白芍 60g
茯苓 45g　泽泻 45g　炒白术 45g　桂枝 45g
细辛 45g　白芥子 30g（炒研）　炙紫菀、炙冬花各 45g
麻黄 15g　肾四味、盐巴戟各 30g　止痉散（6g－3 条）（冲服）
吴茱萸 15g　五味子 30g　肉桂 10g、砂仁 30g（后下）
生姜 75g　大枣 12 枚　核桃 6 个　黑豆 30g

葱白4段

加水3.5kg，熬至300g，3次分服，药渣重煎泡脚。21剂，旬7。

服药期间如有虚火上浮，有上火现象出现，不可用寒凉下火。用引火汤：

熟地45g　盐巴戟15g　麦冬15g　天冬15g

茯苓15g　五味子10g　柴胡30g　炮姜10g

砂仁10g　紫油桂3g（米丸吞）　2剂

2012年5月18日

患者家属来电，服完药后，可以仰睡，食纳可，仍然咳嗽，但大为减轻，上楼则喘，服药时大便稀黏，停药后正常，癌胚抗原检查309ng/L，较第一次减少74ng/L。天气较热，患者现住于昆山其子处，年龄已大，加之重病在身，不便前来，当日通过视频看其舌苔：舌尖红，舌质绛红，舌面淡白苔，制方：

制天雄200g（日加10～300g）　干姜90g　炙甘草90g

三石各30g　山萸肉90g　黄芪500g　漂海藻120g

麻黄10g　生半夏130g　生南星60g　生禹白附30g

桂枝45g　白芍45g　茯苓45g　泽泻45g

炙紫菀45g　炙冬花45g　细辛45g　壳白果20g

肾四味各30g　白芥子30g（炒研）　肉桂10g　生姜75g

高丽参15g、止痉散（6g－3条）（冲服）　大枣12枚　核桃6个（打）

葱白4段

加水3.5kg，熬至300g，3次分服，药渣重煎泡脚。30剂连服。

患者服药期间来电，精神较好，但吃饭减少，饭后容易呕吐，咳喘。

2012年6月28日

患者通过视频可见：舌质红润，淡薄白苔，精神较好，咳白痰，咳嗽减轻，常流清涕，食纳少，大便干稀不定，癌胚抗原化验423ng/L（385－309－423ng/L），邪气受制，奋而抗争，化验指标反而增高，不应为重，应对症治疗，顾护先天，制方：

制天雄300g　干姜120g　炙甘草90g　三石各30g

山萸肉 90g	黄芪 500g	漂海藻 120g	麻黄 15g
生半夏 130g	生南星 60g	生禹白附 30g	白术 45g
桂枝 45g	山药 60g	茯苓 45g	泽泻 30g
炙紫菀 45g	炙冬花 45g	细辛 45g	杏仁 45g
肾四味各 30g	盐巴戟 30g	白芥子 30g（炒研）	肉桂 10g
吴茱萸 15g	五灵脂 30g	生姜 75g	大枣 12 枚

高丽参 15g、止痉散（6g－3 条）、川贝 6g（冲服）　核桃 6 个（打）

葱白 4 段

加水 3. 5kg，熬至 300g，3 次分服，药渣重煎泡脚。30 剂连服。

患者后来来电告知服药情况，因天气炎热，熬药有困难，随后中断治疗，不知所终。

盆腔癌

李某某，女，50 岁，滑县人，2014 年 3 月 1 日来诊。

因腹部不明原因肿块检查出盆腔癌，肿瘤已经长至近 30cm 大小，胰腺转移，腹股沟及腋窝淋巴结肿大，病人本身没有其他明显症状，小便失禁，大便可，双脉弦紧无根，双尺滑、飘摇，舌边红齿印。病人虽无明显症状，但观其脉象，邪实正虚，本气大败，如稍有诱因，必然导致病情恶化而不治，另患者盆腔肿瘤过大，治疗过程有可能导致瘤体破裂而大出血危及生命。患者家属商议如有可能先以手术切除盆腔肿瘤再做中医治疗，先服中药顾其元气。

制附片 60g（日加 5～90g）　干姜 60g　炙甘草 60g

三石各 30g	山萸肉 90g	漂海藻 60g	生半夏 65g
急性子 15g	两头尖 45g	止痉散（10g－10 条）（入煎）	
党参 45g	五灵脂 30g	麻黄 5g	细辛 45g
生南星 45g	白芥子 30g（炒研）	肾四味各 30g	肉桂 10g
砂仁 30g（后下）	生姜 45g	大枣 12 枚	

仙鹤草 150g（煎汤代水煎药），10 剂。

2014 年 4 月 10 日：手术切除腹部大肿瘤，病人出院，以恢复体力为要：

黄芪 120g　升麻 15g　桔梗 30g　柴胡 15g

制附片 60g　干姜 60g　炙甘草 60g　三石各 30g

山萸肉 90g　红参 30g（另炖兑入）　山药 45g

桂枝 45g　赤芍 45g　五灵脂 30g　止痉散（10g－6 条）（入煎）

当归 45g　白及 30g　生半夏 65g　漂海藻 60g（洗）

肾四味各 30g　生姜 45g　大枣 12 枚

加水 3kg，熬至 300g，3 次分服，药渣重煎泡脚。10 剂

2014 年 4 月 29 日：右脉弦紧沉，左脉沉细、弦紧，双关尤为沉弱，已经化疗 3 次，舌苔湿滑，舌中腻黄苔，大病术后，固本回阳为要。

制附片 100g（日加 10－150g）　干姜 90g　白术 90g

炙甘草 90g　三石各 30g　山萸肉 90g　党参 45g

五灵脂 30g　山药 45g　肾四味各 30g　肉苁蓉 45g

漂海藻 90g　两头尖 45g　急性子 30g　白及 30g

止痉散（6g－3 条）、土元 3g（冲服）　瓦楞子 60g　生半夏 65g

生南星 45g　生姜 45g　大枣 12 枚

仙鹤草 150g（煎汤代水如上法煎药）。14 剂。

2014 年 6 月 3 日：持续化疗一次，舌白，舌苔烂、腻，双脉数，眠差，纳可，化疗中大便干，服药期间腹部有痛感，嗓中黏结不利，便稀软，矢气，本气伤，仍需固本。

制附片 150g（日加 10－200g）　干姜 90g　白术 90g

炙甘草 120g　三石各 30g　山萸肉 90g　党参 60g

五灵脂 30g　山药 45g　肾四味各 30g　肉苁蓉 45g

漂海藻 120g（洗）　两头尖 45g　止痉散（6g－3 条）、土元 3g（冲服）

鱼鳔 10g　瓦楞子 45g　生半夏 130g　生姜 75g

大枣 12 枚

仙鹤草150g（煎汤代水如上法煎药）。14剂。

2014年7月9日：右脉洪，散步均可，左关弦滑，左脉激荡、晃，舌逆胎去，舌质红、湿，便每日4次，稀软，小便可、食可、眠可，持续化疗5次，前阴有粉色分泌物，月经每月尚可，明显见胖，体重增加，盛夏天地阳气充足，厥阴寒结不化，借助天力，以五生饮大热祛邪：

生附子30g　生川乌30g　防风30g　黑豆30g
生半夏130g　生禹白附30g　生南星60g　黄芪250g
当归45g　细辛45g　通草30g　吴茱萸30g
党参45g　五灵脂30g　漂海藻120g（洗）　炙甘草120g
干姜45g　白术45g　止痉散（6g－3条）、土元4g（冲服）
肾四味各30g　肉苁蓉30g　生姜75g　大枣25枚
蜂蜜150g　核桃6个（打）

仙鹤草150g（煎汤代水如上法煎药）。14剂。

2014年8月23日：已经化疗7次，体重较手术前增加10余斤，精神可。双脉有劲，三部均可，肝胆胰腺正常，双肾稍有积液，舌苔光红，为化疗而致，便可，食可。处暑以至，湿气盛，中土受累，建中化湿，固本。

制附片200g（日加10－300g）　干姜90g　白术90g
炙甘草120g　三石各30g　山萸肉90g　党参60g
五灵脂30g　茯苓45g　泽泻45g　猪苓30g
肾四味各30g　肉苁蓉45g　漂海藻120g（洗）　两头尖45g
止痉散（6g－3条）、土元3g（冲服）　蒲公英30g　生半夏130g
生姜90g　大枣12枚

仙鹤草150g（煎汤代水如上法煎药）。14剂。

2014年10月7日：左脉中上弦硬，下部脉弱，右脉有力，右关滑，人迎沉弱，舌白，中后部腻厚苔，饮食较以前减少，便难，眠可，已经化疗8次，身无力，乏，精神糜，腿酸无力，小便阵痛，肿瘤检查较上个月有所增加，体重减轻1.5kg左右。

生川乌 30g　生附子（日加 5 ~ 45g）　防风 30g　生禹白附 30g
生半夏 130g　生南星 60g　干姜 90g　白术 90g
党参 60g　五灵脂 30g　肾四味各 30g　肉苁蓉 45g
两头尖 45g　炙甘草 60g　白芥子 30g（炒）　肉桂 10g
砂仁 30g（后下）　漂海藻 120g（洗）　生牡蛎 60g　黑豆 30g
止痉散（6g - 3 条）、土元 3g（冲服）　生姜 90g　大枣 12 枚
核桃 6 个（打）

仙鹤草 150g、蒲公英 150g（煎汤代水如上法煎药）。7 剂。

2014 年 12 月 4 日星期四：腹部内肿块有增多，淋巴结肿大，继续化疗累计 9 次，舌淡白苔，稍粉，右关沉滑，左关上部弦紧、劲，眠差，药后有打嗝，夜尿多，服药期间大便每日 4 次左右，三阴寒冰不化，但仍以化疗杀伐身体正气，正如口吹有漏洞气球，无奈至极。仍以原意补正祛邪：

生川乌 30g　生附子 45g（日加 5 ~ 60g）　防风 30g
生禹白附 30g　生半夏 130g　生南星 60g　干姜 90g
炙甘草 120g　两头尖 45g　止痉散（6g - 3 条）、土元 6g（冲服）
生晒参 30g（另炖兑入）　五灵脂 30g　漂海藻 120g（洗）
萆薢 30g　细辛 45g　肾四味各 30g　肉苁蓉 45g
白术 90g　茯苓 45g　泽泻 45g　吴茱萸 30g
白芥子 30g（炒研）　生姜 90g　大枣 30 枚　核桃 6 个（打）
黑豆 30g　肉桂 10g、砂仁 30g（后下），21 剂，旬 7

仙鹤草 150g、蒲公英 150g，煎汤代水如上法煎药。

冬至日服：

炮附片 45g　干姜 45g　炙甘草 60g　红参 30g
肾四味各 30g

该病人在治疗期间，一直坚持化疗，前后累计已达 9 次，而且仍然要继续化疗，元气补尚不及，却又要无度以化疗来杀伐身体正气，元气不断衰弱，明知其危害极大，却又无法阻止，实在无奈，后果如何难以预知。此例病人目前仍在治疗中。

淋巴癌

李红岩，男，38岁，梨林东坡人，2012年11月25日来诊。

病情：西医检查淋巴癌，入院后脾切除，术后出院，尚未拆线，面晦暗萎黄，体瘦，弯腰气喘，患者两前门牙枯色如石膏，毫无光泽，舌苔厚腻，脉沉细急、数。食纳极差，便干。患者家境较差，外出宁夏打工，长期困苦劳顿，胃部不适已经多年，因条件所限，不能彻底治疗和营养，积劳成疾，实属无奈。

诊：三阴冰结，两本亏损，理补中土，调养先天。

方：

黄芪150g　当归45g　桔梗30g　党参45g
干姜45g　白术45g　炙甘草45g　制附片45g
川芎45g　漂海藻45g　白芍45g　炒麦芽60g
炒谷芽30g　厚朴45g（姜汁炒）　五灵脂30g　肾四味各30g
肉桂10g、砂仁30g（后下）　生姜45g　大枣10枚

加水2.5kg，熬至300g，3次分服。7剂。

2012年12月10日二诊：术后已拆线，服八珍7剂后，面黄稍退，大便每日2~3次，腹中响，胃反酸，矢气多、臭，脉沉、数，左关滑，舌红，厚腻苔大部退去，舌根黄，小便淋漓。患者医院拆线，某医建议立即化疗，其家属询问化疗结果，某医云：以现在身体可以化疗3~5次，化疗后果无法预料，预计有3个月左右的生命。患者及其家属不愿做试验品，又深知化疗之危害，乃含泪返家，继续以中医做保守治疗，以尽心事。制方：

制附片45g（日加5~90g）　干姜60g　炙甘草60g
生半夏65g　党参30g　五灵脂30g　公丁香30g
郁金30g　漂海藻90g　当归30g　川芎30g
熟地30g　白芍30g　肾四味各30g　炒麦芽60g
炒谷芽30g　厚朴45g（姜汁炒）　肉桂10g、砂仁30g（后下）

生姜45g　　大枣12枚　　黑豆30g

加水3kg，熬至300g，3次分服。14剂。

另：患者手术刚过，身体亏虚，制培元固本散：

紫河车1个　　参须50g　　五灵脂50g　　琥珀50g

三七50g　　血竭50g　　灵芝孢子粉100g　　炮附片300g

炒麦芽100g　　炒谷芽50g　　砂米100g　　干姜100g

炙甘草100g　　蛤蚧10对　　鹿茸50g　　止痉散（120g－60条）

天龙100g　　鸡内金50g　　紫油桂30g　　海螵蛸50g

厚朴50g　制粉，3g每次，每日3次，逐步加量至5g，忌食生冷、辛辣。

2012年12月31日三诊：解放军91医院检查，肝门处肿瘤转移，多发性实性结节，较大者2.8cm×1.3cm。患者精神感觉较以前大为好转，饮食增加，睡眠好，但对检查结果充满恐惧，情绪较为悲观，对患者进行了一番心理疏导，直至患者表示愿意积极配合治疗，制方如下：

生附子30g（日加5～60g）　　生川乌30g　　生半夏130g

生南星65g　　生禹白附30g　　防风30g　　干姜90g

炙甘草120g　　漂海藻120g　　白术90g　　茯苓45g

泽泻30g　　生晒参30g　　五灵脂30g　　麻黄10g

细辛45g　　桂枝45g　　白芍45g　　吴茱萸30g

墓头回30g　　两头尖45g　　止痉散（6g－3条）、天龙6g（冲服）

生姜75g　　大枣25枚　　黑豆30g　　蜂蜜150g

加水3kg，熬至300g，3次分服，药渣重煎泡脚。21剂，旬7。

因墓头回味道患者难以忍受，14剂后去墓头回，另加肉桂10g，半边莲30g，肾四味各30g。

墓头回属败酱科属，又名臭脚跟，入心、脾二经，《中华药海》将其归类于解表药，但其在癌症治疗中确有效果，特别在妇科肿瘤的治疗中尤为明显，熬制之后味道难闻，影响了使用。

2013 年 2 月 2 日四诊：双脉沉缓，左关滑，尺弱，舌红润，淡黄苔，胃酸减轻，患者已经在家开始喂养兔子，做一些轻活，补气攻邪，制方：

黄芪 500g　生附子 60g（日加 5～120g）　生川乌 30g
生半夏 130g　生南星 65g　生禹白附 30g　防风 30g
干姜 90g　炙甘草 120g　漂海藻 120g　白术 90g
茯苓 45g　党参 30g　五灵脂 30g　麻黄 10g
细辛 45g　吴茱萸 50g　半枝莲 30g　两头尖 45g
肉桂 10g、砂仁 30g（后下）　止痉散（6g－3 条）、天龙 6g（冲服）
生姜 75g　大枣 25 枚　黑豆 30g　蜂蜜 150g
核桃 6 个（打）

加水 3. 5kg，熬制 300g，3 次分服，药渣重煎泡脚。21 剂，旬 7。

2013 年 3 月 27 日五诊：患者近 2 个月来坚持服药，培元固本散一直未断，患者精神较好。生附子加至 120g，再往上加，患者即感觉难受，暂以 120g 为度。因此在使用附子时，特别是生附子，由于体质的差异和个体的耐受力不同，要逐步逐日累加，以患者感觉明显的麻木、眩晕为度，或在此基础上将用量下调 10～20g，严格依法煎煮则绝对不会中毒。

患者服药中间矢气极臭，家里不得不每日大开门窗通气，便稀黏，饭后胃部反酸欲吐，双脉较和缓，左脉弦，春天已至，合于时令，但饮食减少，舌淡，舌中后有湿燥苔，正邪相搏，但扶其正，仍以理中为主。

白术 90g　干姜 90g　生附子 100g　党参 45g
五灵脂 30g　生半夏 130g　炒麦芽 60g　藿香 10g
佩兰 10g　焦曲楂各 30g　海螵蛸 15g　黄芪 500g
当归 45g　生麦芽 15g　肉桂 10g、砂仁 30g（后下）
生姜 90g

加水 3. 5kg，熬至 300g，3 次分服，药渣重煎泡脚。7 剂。

2013 年 4 月 6 日六诊：饮食大增，胃反酸减轻，感觉胸中有烧灼感，后背困疼，舌质红润，薄白苔，双尺弱，每天下午 5 时左右即感腹中饥饿，心慌。酉时肾经主令，肾气虚弱不能持家。师父言正气攻邪必伤正气，正所谓杀敌一千自损八百，需顾护脾肾先天，继续理中补肾：

白术 90g　干姜 90g　生附子 100g　党参 45g
五灵脂 30g　生半夏 130g　炒麦芽 60g　藿香 10g
佩兰 10g　焦曲楂各 30g　海螵蛸 15g　黄芪 500g
当归 45g　生麦芽 15g　肉桂 10g、砂仁 30g（后下）
肾四味、盐巴戟肉、骨碎补、断续、杜仲、肉苁蓉各 30g　生姜 90g
7 剂，每剂服 2 天。

2013 年 4 月 22 日七诊：腹中鸣响，便稀软，偶有子时排便，腰疼，仍有少许反酸，上方改白术为 120g。7 剂。

患者当日去医院检查，肝门处肿瘤消失，胰腺有一小结节，患者心情高兴，信心增加。

2013 年 5 月 4 日八诊：即将立夏。胃反酸基本好转，下午腹中不适感消失，便较以前大为改善，偶有成形，食纳好，眠差，矢气仍多，臭，舌质红润，薄白苔，双脉匀，右关搏指力胜从前，胃气来复，阳明浊气依然不清，方：

漂海藻 120g　炙甘草 90g　白术 120g　干姜 90g
生附子 100g　生半夏 130g　党参 45g　五灵脂 30g
藿香 15g　佩兰 15g　黄连 10g　炒麦芽 60g
焦曲楂各 30g　大黄 45g　麻黄 5g　细辛 45g
两头尖 45g　黄芪 500g　当归 45g　肉桂 10g
砂仁 30g（后下）
肾四味、盐巴戟肉、骨碎补、断续、杜仲、肉苁蓉各 30g　生姜 90g
7 剂，每剂服 2 天。

2013 年 5 月 29 日九诊：右关渐强，便一日 3～4 次，基本成形，小便黄，味大。舌质红润，中后有燥黄苔，腰困疼较前大为减轻，胃部仍稍有反酸，面色柔和，牙齿已经明显有了光泽，正气逐渐回复，原方生附子日加 5g

至120g，7剂。

2013年6月29日十诊：手太阳经肩背处出红疹，特痒，两日后自消，伏邪外透，佳。每日下午脚部肿，正气受损，继续透邪扶正：原方改麻黄15g，加怀牛膝45g，茯苓45g，每日下午5点前加服金匮肾气丸4丸。患者此次断续服药14剂。

2013年9月6日十一诊：螺旋CT检查肝门处有淋巴结影存在，胰腺处结节消失（参考CT报告）。患者情绪波动较大，但患者双脉有力，三部均可，特别是双尺跳动有力，肾气大盛，应该是病机转好，正值白露节气前后，中土寒湿，仍以顾护中土祛湿驱寒为主。舌苔淡黄，舌质红，口味重，口苦，便量不大，方：

生附子120g（日加5～130g）		生半夏130g	生南星60g
生禹白附30g	生川乌45g	茯苓45g	党参45g
五灵脂30g	炙甘草120g	漂海藻120g	两头尖45g
柴胡63g	茵陈30g	蜂房10g	吴茱萸50g
大黄60g	麻黄15g	细辛45g	桂枝45g
白芍45g	乌梅90g	肾四味各30g	盐巴戟肉30g
黄芪500g	当归45g	干姜90g	白术90g
焦曲楂各45g	天龙6g、止痉散（6g－3条）（冲服）		
生姜75g	大枣25枚	黑豆30g	蜂蜜150g

7剂，每剂服2天。

另制培元固本散：

紫河车1个	参须50g	五灵脂50g	琥珀50g
三七50g	血竭50g	灵芝孢子粉100g	炮附片300g
炒麦芽100g	炒谷芽50g	砂米100g	干姜100g
炙甘草100g	蛤蚧10对	鹿茸50g	止痉散（120g－60条）
天龙100g	鸡内金50g	紫油桂30g	两头尖100g

炮甲珠50g　制粉，3g每次，每日3次，逐步加量至5g。

2013年9月23日星期一十二诊：服药麻木感强烈，大便2～3次，小便多，偶有反酸，脉沉稳，舌红，口苦，后腰疼痛处上移。今日恰逢秋分，制方：

生附子100g　生半夏130g　白芥子45g（炒研）生川乌45g
茯苓45g　党参45g　五灵脂30g　炙甘草120g
漂海藻120g　两头尖45g　柴胡125g　黄芩45g
茵陈45g　蜂房10g　吴茱萸50g　大黄60g
土元20g　麻黄15g　细辛45g　龟甲30g
乌梅90g　肾四味各30g　盐巴戟肉30g　黄芪500g
当归45g　干姜90g　山药60g　白术90g
肉桂10g、砂仁30g（后下）　焦曲楂各45g　生姜75g
天龙6g、止痉散（6g－3条）（冲服）　大枣25枚
黑豆30g　核桃6个　蜂蜜150g

加水3.5kg熬至300g，3次分服，药渣重煎泡脚。14剂。

2013年10月20日十三诊：大症已稳，固本培元，双脉沉稳，食增，体重增加，面和，稍微显黄，立冬至，万物封藏，潜阳、护阳、养阳为主，调理中气，以增机体后天运化升降之力，待邪自去。

黄芪90g　当归30g　金蝉花15g　桂枝23g
白芍45g　鱼鳔10g　海螵蛸15g　牛蒡子10g
急性子10g　生附子18g　炙甘草45g　大黄12g
止痉散（3g－3条）（入煎）　山药30g　肉桂10g
砂仁15g　干姜片23g　生牡蛎15g　煅紫石英25g
生姜4片　大枣12枚

加水1.5kg，熬至300g，3次分服。10剂。

2013年12月8日星期日十四诊：断续服建中汤10剂，夜晚膝盖以下出汗，脉有力，舌质红润，腰部疼痛大减，食可，眠可，纳可，冬天封藏，理中养阳：

白术30g	干姜30g	制附片200g	炙甘草60g
生半夏65g	焦曲楂各30g	土元10g	党参30g
五灵脂30g	止痉散（6g－3条）（入煎）		两头尖45g
茯苓30g	陈皮30g	生姜45g	大枣12枚

加水2.5kg，熬至300g，3次分服。14剂，服至冬至。

2013年12月25日十五诊：药后大泄，拉黑稀便与稀黄水（较臭）交替，每日2次，肚脐两边隐隐作痛，小便多，味大，服药至今，扶阳温阳贯穿始终，交替理中、建中、攻邪，正气回复，邪气退却，伏邪通过前后二阴下泻，佳，守原意。

白术90g	干姜90g	制附片200g	炙甘草120g
生半夏65g	焦曲楂各45g	土元15g	党参15g
五灵脂30g	止痉散（6g－3条）（入煎）		两头尖45g
茯苓30g	陈皮30g	漂海藻120g（洗）	生姜45g
大枣12枚			

加水2.5kg，熬至300g，3次分服。7剂。

2014年1月6日星期一十六诊：汤剂服完，前述症状基本消失，培元固本散基本服完，小寒已过，制五行复原散：

紫河车100g	高丽参50g	五灵脂50g	三七100g
琥珀50g	血竭50g	灵芝孢子粉100g	炮附片200g
砂米50g	干姜50g	炙甘草50g	蛤蚧5对
鹿茸50g	止痉散（100g－100条）		天龙100g
蜂房50g	鸡内金50g	肉桂30g	两头尖100g
炮甲珠50g	白术100g	黄精150g	金蝉花100g
沉香30g	浙贝母150g	石斛50g	急性子50g
大黄50g	火麻仁50g	酸枣仁50g	九节菖蒲60g
瓦楞子50g	煅牡蛎50g	干蟾皮20g	

上药制粉，以漂海藻500g、生甘草500g、仙鹤草500g、夏枯草500g，熬

浓膏炼蜜为丸，10g/丸，3 次/天，1 丸/次。

患者在制药丸过程中，因所熬药液过多，索性加炼蜜如膏状服用，更加方便，倒也不失为一项发明。

五行复原散是我在治疗癌症等慢性重症时自制的药方，该方以师父培元固本散为基础，加入大队攻邪通络药物止痉散、炮甲珠、藏红花等，以葛根、火麻仁保持阳明通顺，川贝、金蝉花匡补肺气，桂附理中汤补中安中，酸枣仁、柏子仁安心养神、蛤蚧、海狗鞭填补肾水，维护阳气，特别加入大量炮附片来温水，整方思路以固本培元、通顺经络、攻邪疏血为要义，恢复人体升降平衡的圆运动，以实现五行生克的合理运化，并对各种癌症的治疗做出适量加减，在此列出，如有同道敢于使用，请及时沟通反映疗效，以期后期再做完善。原方如下：

紫河车 2 个	三七 200g	鹿茸 100g	琥珀 50g
血竭 50g	高丽参 100g	五灵脂 100g	川贝 50g
炮甲珠 100g	生水蛭 50g	止痉散（100g－100 条）	
蛤蚧 8 对	山药 120g	金蝉花 200g	藏红花 50g
灵芝孢子粉 100g	粉葛根 150g	砂米 100g	丹参 100g
麦冬 70g	白术 90g	鸡内金 50g	炮附片 300g
安桂 60g	火麻仁 80g	九节菖蒲 60g	酸枣仁 100g
柏子仁 100g	干姜 100g	炙甘草 100g	茯苓 50g
白芷 50g	沉香 60g	海狗鞭 2 条	

共研细粉。

加减方法：

（1）妇科诸虚证加阿胶、茜草、通草、当归、黄芪，妇科肌瘤及增生加：桂枝、茯苓、桃仁、红花、土元、柴胡，另取：生甘草 500g，漂海藻 500g，夏枯草 500g，蒲公英 500g，熬膏炼蜜为丸。

（2）骨科、脊柱、颈椎病加：鹿角胶、骨碎补、川断续、豹骨、制马钱子、辽细辛、麝香。

（3）瘫痪、肢体不伸加：羌活、独活、天麻、制马钱子、黄芪、麝香。

（4）高血压加：生山楂、决明子、牛角尖、土元，以鬼针草30g、玉米须30g、毛冬青30g煎水送服。

（5）各种肿瘤全加：两头尖、蜂房、煅牡蛎、天龙。

①消化道肿瘤另加：急性子、煅瓦楞子、柿霜粉、干蟾皮，大黄、浙贝母、代赭石粉、石斛。

②肺部肿瘤加白及，咳者加：五味子、壳白果、葶苈子。

③妇科肿瘤加柴胡、细辛，并以蒲公英、夏枯草、漂海藻、生甘草煎汤送服。

（6）糖尿病加生地、玉竹、仙鹤草、生石膏、知母、石斛、山萸肉、黄连。

本方对各种虚劳证、各种不明原因的四肢麻木困疼、肌肉酸疼等均有显著效果，临证需以人为本，脉证合参，根据病情有所偏颇，适当调整药物，丸、散、膏均可，不可执一死法而治百病。

2014年4月9日十七诊：五行散服完，检查，病情无任何发展，右脉浮、弦紧，左脉平缓，舌质红，淡白苔，食可，便不成形，量少，胃反酸，嘴苦。春木旺盛横克脾土，先以理中建中。

白术90g	干姜90g	生附子45g	海螵蛸30g
焦曲楂各30g	炒麦芽60g	党参45g	五灵脂30g
生半夏65g	柴胡63g	白芍30g	煅瓦楞子60g
羌活9g	鱼鳔10g	急性子15g	砂仁15g
黄精30g	生姜45g	大枣12枚	

加水2.5kg，熬至300g，3次分服。7剂。

2014年4月17日十八诊：服药期间每日大便3～4次，稀软，带脓液黏稠块状物，但夜2～3点有大便，右脉弦紧减轻，舌质红润。中气旺，邪自去，制方：

白术90g	干姜90g	生附子45g	海螵蛸30g

焦曲楂各 30g	炒麦芽 60g	党参 45g	五灵脂 30g
生半夏 65g	柴胡 63g	桂枝 15g	白芍 30g
煅瓦楞子 60g	羌活 9g	鱼鳔 10g	急性子 15g
砂仁 15g	黄精 30g	生姜 45g	大枣 12 枚

加水 2.5kg，熬至 300g，3 次分服。7 剂。

2014 年 4 月 27 日十九诊：食少，中气耗损，建中。

桂枝 45g	白芍 90g	炙甘草 30g	制附片 23g
黄精 30g	生姜 45g	大枣 12 枚	饴糖 100g

水煎，饴糖随后化入药汁，3 次服。5 剂。

2014 年 6 月 3 日二十诊：双脉和缓、洪、有力，舌质红润，偶有反酸，便可，眠可，纳可，口苦，身体圆运动基本恢复，身体自我修复已经启动，理中待邪自出：

白术 90g	干姜 90g	生附子 100g	生半夏 130g
海螵蛸 45g	石斛 30g	炙甘草 120g	升麻 10g
党参 45g	五灵脂 30g	瓦楞子 60g	急性子 30g
山萸肉 45g	牡蛎 30g	吴茱萸 15g	肾四味各 30g
麻黄 10g	细辛 45g	柴胡 63g	黄芩 23g
生姜 75g	大枣 12 枚　7 剂，每剂 2 天。		

2014 年 6 月 19 日星期四：双脉和缓，人迎稍滑，双尺可，舌质红润，仍有口苦。

白术 90g	干姜 90g	生附子 100g	生半夏 130g
海螵蛸 45g	石斛 30g	炙甘草 120g	升麻 15g
党参 45g	五灵脂 30g	瓦楞子 60g	急性子 30g
山萸肉 45g	牡蛎 30g	吴茱萸 15g	肾四味各 30g
麻黄 10g	两头尖 45g	细辛 45g	柴胡 63g
黄芩 23g	生姜 75g	大枣 12 枚	

7 剂，每剂 2 天。

2014年7月4日：双脉平缓有力，精神愉悦，神态红润，食纳均可，在家养兔，平时参加不少农活劳作，闲时打短工补贴家用，无任何不适，建议停药将养。立秋之后再以理中补之。

2014年8月17日：口苦，双脉和缓平稳，舌质红润，遇天气变化，腰部困疼，大症去，以养为主，理中。

白术90g	干姜90g	生附子60g	焦曲楂各45g
炒麦芽60g	党参60g	五灵脂30g	生半夏65g
肾四味各30g	黄精30g	茯苓45g	黄芪250g
当归45g	柴胡63g	黄芩23g	生姜45g
大枣12枚			

7剂，每剂服2天。

2014年9月4日星期四：服药期间心烦，胸部闷胀，双腿酸困，双脉寸口、人迎弱，胸阳不足而有此象，加桂枝以振奋胸阳。舌质红润，左脉上部弦。

白术90g	干姜90g	生附子60g	焦曲楂各45g
炒麦芽60g	党参60g	五灵脂30g	桂枝45g
三石各30g	山萸肉90g	生半夏65g	肾四味各30g
黄精30g	茯苓45g	黄芪500g	怀牛膝45g
柴胡63g	黄芩23g	生姜45g	大枣12枚

7剂，每剂服2天。

2014年10月15日：自发病以来困扰患者的反酸、口苦症状已经完全好转，土木祥和，微风细雨，汤药全停，继续以五行复原散加减巩固。注意劳逸结合，饮食搭配合理，终生戒酒戒烟，冬季多以萝卜白菜为主，勿食反季节蔬菜。可练习八段锦等锻炼身体。

五行复原散加减：

女贞子700g	紫河车2个	高丽参50g	五灵脂50g
三七100g	琥珀50g	血竭50g	灵芝孢子粉100g

炮附片 200g	砂米 50g	炙甘草 50g	干姜 50g
蛤蚧 6 对	鹿茸 50g	止痉散（100g－100 条）	天龙 100g
蜂房 50g	鸡内金 50g	肉桂 30g	两头尖 100g
炮甲珠 50g	白术 100g	白蔻仁 100g	金蝉花 100g
沉香 30g	大贝 150g	石斛 50g	急性子 50g
大黄 50g	火麻仁 50g	九节菖蒲 60g	煅瓦楞子 50g
煅牡蛎 50g	干蟾皮 30g	酸枣仁 100g	

共研细粉。

漂海藻 500g（洗）、生甘草 500g、仙鹤草 500g、夏枯草 500g，宽水浸泡一夜，熬 2 遍，浓缩与上炼蜜为膏，每日 3 次，每次 30ml。

患者目前在家养兔几百只，偶尔还出去打短工，身体状况良好，经常帮人铺地板砖赚钱。患者家在农村条件较差，吃药基本上都是拖欠药费，夫妻两个辛苦赚钱，有余钱则送过来，至今仍拖欠药费许多，但患者相信医者，如此大症能不听非议坚持服用中药，是对医者莫大支持，是对中医莫大的信任啊。患者在 2 年的治疗过程中积极配合，虽然熬煮中药比较麻烦，但免去了其他诸多过度治疗所带来的痛苦，逐步摆脱病魔走向健康。

附：患者提供的部分检查报告。

济源市人民医院

彩色多普勒检查报告单

仪器型号:GE 730ProV　　检查时间:2013-04-22

姓名：李红颜　性别：男　年龄：38岁　超声号：1022914　住院号：　病区床号：

科别：普外科　申请医师：魏胜利　临床诊断：待查　检查部位：肝胆胰脾

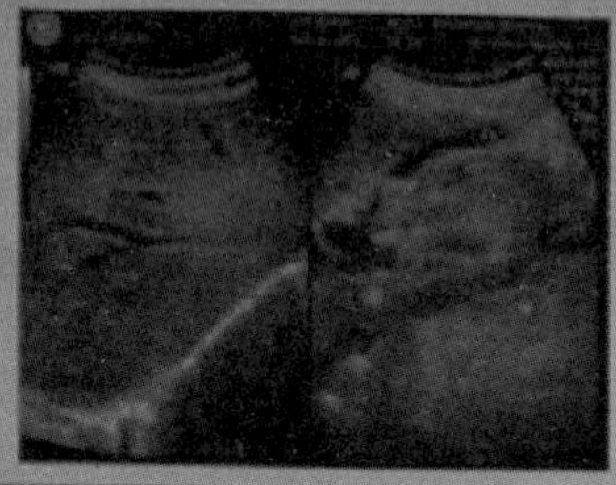

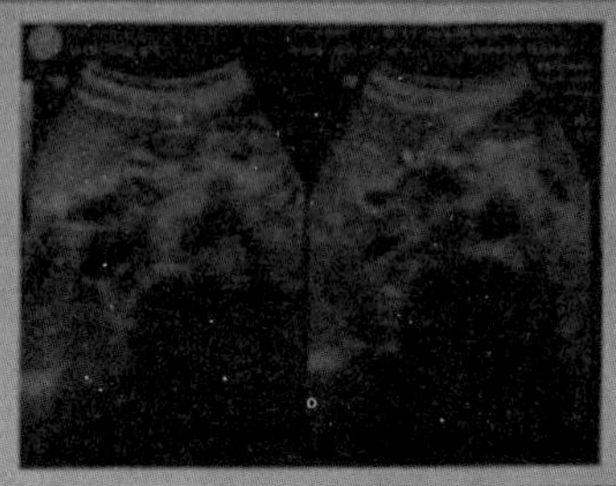

超声所见：

肝脏切面形态大小正常，被膜光滑，肝实质回声均匀，肝区未见明确占位性病变。门静脉主干直径约1.0cm，CDFI：门脉内血流通畅。

胆囊大小约4.2×1.2cm，壁不厚，囊内未见明确异常。肝内、外胆管未见扩张，胆总管内径0.4cm。

脾脏已切除。

胰腺未见明确异常。

胰腺周围可见多发低回声结节，其中一大小约2.6×1.6cm，CDFI：未见血流信号。

超声提示：胰腺周围多发低回声结节：考虑肿大淋巴结

此报告仅供临床参考！　报告医师：　检查医师：

解放军第九十一中心医院

数字化摄影（DR）检查报告单

姓　名：[illegible]	性别：男	年龄：37 岁	X线　号：164511
门诊 号：	科室：门	床号：　床	检查日期：2012.12.30

检查名称：胸部正位片

影像表现：

双肺纹理清晰，未见明显实质性病变，心外形不大，双膈未见明显异常。

印象：

心肺膈未见明显X线异常。

费用：

报告军医：　　审核军医：　　报告日期：2012.12.30

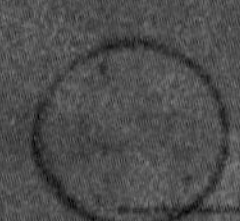

解放军第91中心医院

彩色超声报告单

姓　名：[illegible]　性别：男　年龄：37岁　US号：[illegible]
科　室：普一门诊　病房：　床号：
门诊号：　仪器：[illegible]

超声所见：

肝脏大小正常，形态饱满，右叶斜径13.7cm，包膜光滑，实质回声尚均匀，肝内血管走行未见明显异常，门静脉主干内径1.0cm，CDFI显示：入肝血流未见明显异常。

餐后胆囊1.5×2.7cm，肝内外胆管未见明显扩张。

脾切除术。

胰腺大小形态正常，实质回声均匀，主胰管无扩张。

双肾大小形态正常，包膜光滑，实质回声均匀，集合系统未见分离，血流灌注未见明显异常。

肝门处可见多个实性结节，边界清晰，形态规则，淋巴门结构尚清晰，较大者2.8×1.3cm，CDFI可见血流信号。

超声提示：

脾脏切除

肝实质回声尚均匀

肝门处多发肿大淋巴结

医师签字：韩增国　报告日期：2012.12.30 09:21:00

此报告仅供临床参考，不作证明用，复查时请携带此报告

多发性骨髓瘤兼尿毒症

刘某某，女，60 岁，2014 年 4 月 25 日。

患者确诊为多发性骨髓瘤，兼有尿毒症，在郑州住院 3 个月，病情加重，返回济源。脉浮数无根，双尺极微，舌淡齿痕，肌酐 600μmol/L，隔 3 天透析一次，每日服利尿药，大便不通，多日不解，服番泻叶则泻肚剧烈，停则便停，肩膀双锁骨疼痛，腰痛，夜不能寐，双下肢肿胀，皮肤紧，面苍白无血色，脸瘀胖，脖子根部造一漏管，走路蹒跚，孩子搀扶移步来诊。病人知晓病情，并没有明显悲观情绪。

三阴冰结，责之少阴。制方：

黄芪 250g　生附子 30g　生川乌 30g　防风 30g
黑豆 30g　白术 45g　茯苓 45g　泽泻 45g
猪苓 30g　怀牛膝 45g　麻黄 5g　细辛 45g
五灵脂 30g　生半夏 65g　车前子 10g（包）　肉苁蓉 45g
高丽参 15g、止痉散（6g－3 条）（冲服）　肾四味、骨碎补、狗脊各 30g
炙甘草 60g　生姜 45g　大枣 12 枚　核桃 6 个（打）
蜂蜜 150g

加水 3kg，熬至 300g，3 次分服，药渣重煎泡脚。5 剂。

服药 1 剂大便未通，加大黄 15g，焗服。

2014 年 4 月 29 日：脉数有根，左脉紧，不思饮食，大便不是很通畅，尿量增加，身上浮肿减轻，服药后麻木感，腹中鸣响。

黄芪 250g　生附子 30g　生川乌 30g　防风 30g
黑豆 30g　白术 120g　干姜 90g　焦曲楂各 30g
茯苓 45g　泽泻 45g　猪苓 30g　怀牛膝 45g
麻黄 5g　细辛 45g　五灵脂 30g　生半夏 65g
车前子 10g（包）　高丽参 15g、止痉散（6g－3 条）（冲服）
肾四味、骨碎补、狗脊各 30g　肉苁蓉 45g　炙甘草 60g

肉桂 15g　　生姜 45g　　大枣 12 枚　　核桃 6 个（打）

蜂蜜 150g

加水 3kg，熬至 300g，3 次分服，药渣重煎泡脚。5 剂。

2014 年 5 月 10 日：纳差不思食，疼痛大减，肿消，眠差，寸口滑，舌质红，凌晨出现胸闷疼，血压 110～190mmHg，出汗，救心。

制附片 90g　　干姜 60g　　炙甘草 60g　　三石各 30g

山萸肉 90g　　桂枝 45g　　白芍 45g　　茯苓 45g

泽泻 45g　　猪苓 30g　　车前子 10g（包）　　白术 45g

怀牛膝 45g　　党参 45g　　五灵脂 30g　　生半夏 130g

止痉散（6g－3 条）（冲服）　　肾四味、狗脊、骨碎补各 30g

肉苁蓉 45g　　生姜 75g　　大枣 12 枚　　核桃 6 个（打）

加水 3kg，熬至 300g，3 次分服，药渣重煎泡脚。5 剂。

2014 年 5 月 16 日：诸证减原方改：

制附片 100g（日加 10～150g）　　干姜 90g　　炙甘草 120g

三石各 30g　　山萸肉 90g　　桂枝 45g　　白芍 45g

茯苓 45g　　泽泻 45g　　猪苓 30g　　车前子 10g（包）

白术 90g　　怀牛膝 45g　　党参 45g　　五灵脂 30g

生半夏 130g　　止痉散（6g－3 条）（冲服）

肾四味、狗脊、骨碎补各 30g　　肉苁蓉 45g　　生姜 75g

大枣 12 枚　　核桃 6 个（打）。

加水 3kg，熬至 300g，3 次分服，药渣重煎泡脚。10 剂。

2014 年 6 月 1 日：

双脉有力、数，舌质红润，便可，肌酐降至 200μmol/L，以前所有疼痛均消失，患者信心大增，整个身体浮肿全消，尿量每日 1000～1500ml，患者在家已经做些家务，闲则打麻将，众人视之甚奇。制方：

制附片 150g　　干姜 90g　　炙甘草 120g　　三石各 30g

山萸肉 90g　　桂枝 45g　　白芍 45g　　茯苓 45g

泽泻 45g　猪苓 30g　车前子 10g（包）　白术 90g

怀牛膝 45g　党参 45g　五灵脂 30g　生半夏 130g

止痉散（6g－3条）（冲服）　肾四味、狗脊、骨碎补、断续、杜仲各 30g

肉苁蓉 45g　生姜 75g　大枣 12 枚　核桃 6 个（打）

加水 3kg，熬至 300g，3 次分服，药渣重煎泡脚。10 剂。

2014 年 6 月 24 日：双脉和缓有力，三部均可，面色逐渐泛红，食可，眠可，纳可，便可，小便量每日 1500ml 左右，腰疼，小肠经循行部位依然困疼，药力未透，持续攻邪：

制附片 150g（日加 10g～200g）　干姜 90g　炙甘草 120g

三石各 30g　山萸肉 90g　桂枝 45g　山药 45g

白芍 45g　茯苓 45g　泽泻 45g　猪苓 30g

车前子 10g（包）　白术 90g　怀牛膝 45g　党参 45g

五灵脂 30g　生半夏 130g　止痉散（6g－3条）（冲服）

肾四味、狗脊、骨碎补、断续、杜仲各 30g　肉苁蓉 45g

生姜 75g　大枣 12 枚　核桃 6 个（打）

加水 3kg，熬至 300g，3 次分服，药渣重煎泡脚。5 剂。

2014 年 7 月 16 日：右脉三部有力，左关上部脉弦，食纳增，眠可，便可，小便量每日 1500ml 以上，舌质渐红，面色柔和，可做大部家务，中间出现奔豚证，此为肾弱而不能敛气。脉应节气，稳步好转，适当托邪，制方：

麻黄 10g　细辛 45g　制附片 200g　干姜 90g

炙甘草 120g　三石各 30g　山萸肉 90g　山药 45g

桂枝 45g　白芍 45g　茯苓 45g　泽泻 45g

猪苓 30g　车前子 10g（包）　白术 90g　怀牛膝 45g

党参 45g　五灵脂 30g　生半夏 130g　止痉散（6g－3条）（冲服）

肾四味、狗脊、骨碎补、断续、杜仲各 30g　肉苁蓉 45g

生姜 75g　大枣 12 枚　核桃 6 个（打）

加水 3kg，熬至 300g，3 次分服，药渣重煎泡脚。5 剂。

此次服药后停药至今，没有太多不适，在家正常做家务，最近老伴出现脑梗萎缩，肌酐高至280μmol/L，主要由患者照顾，3个月前老头带老太太来看病，而3个月后老太太带老头来看病，可叹，真的是少年夫妻老来伴。

患者家里开办有一纯净水厂，家里平常饮用做饭均为纯净水，却先后都患上了肾病，不可不考虑水的问题，须持续关注。

脑部血管瘤术后

彭某某，女，70岁，克井北社人，2013年3月8日。

病情：3月8日去克井北社出诊遇患者，患者乘坐轮椅由其夫推行面诊。言脑部血管瘤手术2次，下肢痿软，不能行走，呃逆，大便多日一行，干燥难下，常服通便药物，舌淡，脉沉弱，患者中土虚馁，胃气弱，先理中土。方：

党参45g　五灵脂30g　公丁香30g　郁金30g
大黄60g　制附片45g　细辛30g　生半夏65g
厚朴75g　莱菔子60g（生炒各半）　肾四味各30g
代赭石60g　生姜45g　大枣12枚　5剂

2013年3月19日二诊：便通，可扶杖行走，胃中反酸，上逆，精神稍好，右脉弦劲，尺弱，舌质红，淡白苔，方：

白术45g　干姜45g　炙甘草60g　制附片45g
党参30g　五灵脂30g　公丁香30g　郁金30g
海螵蛸10g　肉桂10g、砂仁15g（后下）　炒麦芽60g
藿香10g　佩兰10g　大黄60g　细辛30g
生半夏65g　厚朴75g（姜汁炒）　莱菔子90g（生炒各半）
肾四味各30g　生姜45g　大枣12枚　7剂

2013年4月6日三诊：患者惜药，每剂服用2天。胃部胀紧，不知饥，右肋困，大便可解，不成形，不用扶杖基本可以行走，可于晚饭后外出散步，胃反酸、上逆减轻，舌红薄苔，脉数，尺弱，继扶中土：

(1) 白术 90g　　干姜 90g　　生附子 30g（日加 5～45g）

炙甘草 90g　藿香 10g　　佩兰 10g　　炒麦芽 60g

炒谷芽 30g　肉桂 10g、砂仁 30g（后下）　　生半夏 65g

焦曲楂各 30g 党参 60g　　五灵脂 30g　　大黄 60g

细辛 45g　　生姜 90g　14 剂。

(2) 海螵蛸 223g　白及 50g　　浙贝母 50g　　炙甘草 50g

制粉，无糖藕粉等量兑入混匀，10g/次，3 次/日。

患者 4 月 18 日来电告知：大便每日一次，下午腹中有不适，鸣响，舌淡发涩。口无味，饭量增加，脉匀缓有力，上方加大枣 12 枚，7 剂。

2013 年 5 月 5 日：人迎沉滑，双脉匀有力，舌质红润薄白苔，便每日一行，或成形或不成形，行走基本正常，已可做些家务活，胃中偶有反酸，汤药停服，以粉剂善后：

海螵蛸 225g　　白及 50g　　浙贝母 50g　　炙甘草 50g

人参 100g　　五灵脂 100g　　鱼鳔（蛤粉炒）100g

灵芝 100g

等量无糖藕粉兑入，服法如上。

追访至今，患者自停药后生活自理，没有明显症状。

儿童先天不足三例

一、李某某，男，13 岁，北海中学学生，2012 年 10 月 1 日来诊。

其母诉孩子出生时难产，先天受损，后期语痴，走路时脚尖踮起，脚后跟不挨地，便可，食可。

孩子先天受损，需补后天脾胃以重建生化之源，《内经》：男子二八肾气盛，天癸至，精气溢泄，阴阳和。该男孩未过 16 岁，通过调理先天，培补后天，尚有改善或治愈希望，制方：

制附片 18g　　干姜 23g　　炙甘草 30g　　党参 10g

五灵脂 10g　　公丁香 10g　　郁金 10g　　黄芪 60g

肉桂 10g　　赤石脂 15g　　藿香 9g　　佩兰 9g
黄连 5g　　肾四味各 15g　　白蔻仁 10g　　生姜 4 片
大枣 8 枚　　续命煮散 6g（冲服）

加水 1kg，熬至 300g，3 次分服。7 剂。

2012 年 10 月 8 日：药后大便黑黏，臭。矢气极多，不臭，小便黄，得效守方，原方 7 剂。

2012 年 10 月 14 日：便多，每日 2 ~ 3 次，臭减轻，矢气渐少，左脉小，右脉大，右关沉滑。舌缩。原方 7 剂。

2012 年 10 月 31 日：大便成形，饮食好。中土升降气机逐步复原。

制附片 18g　　干姜 23g　　炙甘草 30g　　党参 10g
五灵脂 10g　　肉桂 9g　　砂仁 15g　　白蔻仁 10g
黄芪 150g　　肾四味各 20g　　伸筋草 15g　　天麻 10g
地龙 10g　　炒麦芽 30g　　炒谷芽 15g　　黄连 5g
生姜 4 片　　大枣 8 枚　　续命煮散 6g（冲服）

加水 1. 5kg，熬至 300g，3 次分服。9 剂。

2012 年 11 月 9 日：体重增加，行走脚后跟不着地情况明显改善。上方去黄连，加焦曲楂各 10g，厚朴 10g，黑豆 30g，14 剂。

2012 年 11 月 23 日：大便成形，臭，脉沉，和于时令。

制附片 23g　　干姜 30g　　炙甘草 45g　　党参 10g
五灵脂 10g　　肉桂 9g　　砂仁 15g　　白蔻仁 10g
黄芪 150g　　当归 15g　　肾四味各 20g　　盐巴戟肉 15g
僵蚕 10g　　天麻 10g　　地龙 10g　　伸筋草 15g
焦三仙各 15g　　厚朴 10g　　生姜 4 片　　大枣 8 枚
黑豆 30g　　核桃 3 个（打）　　续命煮散 6g（冲服）

加水 2kg，熬至 300g，3 次分服。10 剂。

2012 年 12 月 10 日：走路进一步改善，语言明显比以前清楚。

制附片 23g　　干姜 30g　　炙甘草 30g　　白术 15g

党参 15g　五灵脂 15g　当归 15g　川芎 15g
熟地 15g　白芍 15g　肾四味各 20g　盐巴戟肉 20g
僵蚕 10g　天麻 10g　伸筋草 20g　焦三仙各 15g
厚朴 10g　肉桂 10g　砂仁 15g　生姜 4 片
大枣 8 枚　黑豆 30g　核桃 3 个（打）

加水 2kg，熬至 300g，3 次分服。21 剂，旬 7。

另制培元固本散:再造散（1/2）+炮附片 100g

天麻 50g　止痉散（60g－30 条）　僵蚕 30g
地龙 50g　砂米 50g　蛋壳粉 100g　沉香 30g
降香 30g　炒麦芽 60g　炒谷芽 60g　鸡内金 50g
焦曲楂各 30g　山药 60g　川贝 30g　炮甲珠 50g
阿胶、鹿角胶各 50g　粉葛根 50g　伸筋草 50g
蛤蚧 6 对　炙甘草 50g　厚朴 50g　补骨脂 30g
灵芝孢子粉 100g　紫油桂 30g　制粉，3g/次，每日 3 次。

2013 年 4 月 5 日：服药 75 剂，培元固本散一料基本服完，语言速度加快，且较以前清晰许多，走路脚后跟已经可正常着地，其父母非常高兴，嘱其注意饮食，培元固本散原方一料善后。

孩子现在已经上初三，自服药后，所有症状基本改善，已经停服中药粉，精神极好，体育成绩在班中中等，甚为可喜。

二、张某某，男，6 岁，2013 年 11 月 3 日诊。

出生时缺氧，语痴，多动，四肢行动无障碍，舌体胖、淡。

先天亏损，应培补中土以重建后天生化之源，建中气恢复阴阳升降之机。

制附片 9g　干姜 9g　炙甘草 12g　党参 9g
五灵脂 9g　肾四味各 10g　生姜 2 片　大枣 6 枚

加水 500g，熬至 200g，3 次分服。7 剂。

服药期间因食寒凉出现发烧，用下法一剂：

制附片 6g　干姜 6g　炙甘草 6g　生石膏 30g

乌梅 45g　淡豆豉 30g　生半夏 6g　生姜 4 片
大枣 6 枚　带须葱头 3 个　1 剂

烧退后，考虑小孩中气不足，变下方：

桂枝 5g　白芍 10g　炙甘草 9g　制附片 6g
党参 5g　五灵脂 5g　干姜 6 片　生姜 2 片
大枣 6 枚　饴糖 30g（化入）

上药服至 11 月 23 日，饮食好，舌质红润，多动减轻，小孩年幼，不便久服汤剂，制培元固本散一料：

培元固本散（1/2）+ 蛤蚧尾 6 对　金蝉花 60g　九节菖蒲 80g
益智仁 50g　炮附片 50g　干姜片 60g　炙甘草 60g
砂米 50g　蛋壳粉 100g　川贝 20g　肉桂 15g

制粉，每次 2g，逐渐加至 4g，每日 3 次。

另小孩姐姐 9 岁，大便稀，四肢冷，脉细，属滥食寒凉损伤脾胃，制粉剂服药：

炒白术 50g　党参 50g　干姜片 40g　炙甘草 50g
山药 60g　焦三仙各 45g　茯苓 40g　苍术 30g
生薏仁 30g

制粉，每次 5g，每日 3 次。

2014 年 9 月，孩子母亲因妊娠呕吐来诊，问及孩子近况，告知孩子现在言语已经清晰很多，多动现象大减，智力好像好一点，需再次服药，乃按培元固本散原方继续服用，另其姐服粉药后胃口大开，大便正常，嘱其看好小孩，切勿过食寒凉冰冷。

三、韩某某，男 12 岁，克井大许人，2012 年 5 月 3 日来诊。

出生早产，现行走趔趄，右臂僵直，右手极度内勾，走路前倾，脚后跟离地，大便干燥，多日不解，常服三黄片，语痴，吐字不清，智力基本正常，治疗多年仍无明显好转。孩子先天亏损，中气受乏，应先恢复中土升降为主，男孩子没有过 16 岁，可能还有希望，制方：

红参 10g　　五灵脂 10g　　制附片 18g　　炙甘草 30g
桂枝 15g　　白芍 30g　　黄芪 120g　　藿香 9g
佩兰 9g　　生姜 4 片　　大枣 8 个
续命煮散 6g（分次随药冲服），7 剂

2012 年 5 月 12 日：初服药腹中痛，可以忍受，便通，黑软，每日 2～3 次，胃气回复，推出阳明瘀积，制方：

制附片 30g　　炙甘草 30g　　干姜 15g　　红参 10g
五灵脂 10g　　桂枝 15g　　白芍 30g　　黄芪 150g
藿香 10g　　佩兰 10g　　黄连 5g　　生半夏 15g
炒麦芽、炒谷芽各 30g　　砂仁（捣）10g　　肾四味各 10g
生姜 4 片　　大枣 8 个　　核桃 3 个（打）　　黑豆 30g
续命煮散 9g（冲服）

加水 2kg 熬至 300g，3 次分服。14 剂。

2012 年 6 月 10 日：服药期间，出现感冒发烧症状，后自行输液治疗，便软，量少，但可以保持每日 1 次，走路脚后跟好像可以挨地，整体有好转迹象，但阳明气机仍未通顺，浊气未清，守原意：

制附片 45g　　炙甘草 30g　　干姜 45g　　党参 15g
五灵脂 15g　　桂枝 15g　　白芍 30g　　黄芪 150g
黄连 5g　　生半夏 30g　　炒麦芽、炒谷芽各 30g
砂仁（捣）10g　　肾四味各 15g　　柴胡 15g　　苍术 15g
藿香 10g　　佩兰 10g　　生姜 4 片　　大枣 8 个
核桃 3 个（打）　　黑豆 30g　　续命煮散 9g（冲服）

加水 2.5kg，熬至 300g，3 次分服。14 剂。

2012 年 7 月 23 日：服药至今，明显感觉精神好转，孩子可以踩单车出去玩，大便通顺，主动服药意识强，特别容易饥饿，得效，制方：

黄芪 90g　　当归 30g　　白术 15g　　干姜 15g
红参 10g　　五灵脂 10g　　炙甘草 15g　　制附片 18g

肾四味各 15g	鸡内金 10g	焦曲楂各 20g	炒麦芽 30g
肉桂 10g	藿香 10g	佩兰 10g	茯苓 15g
生姜 4 片	大枣 8 个	核桃 6 个（打）	续命煮散 9g（冲服）

加水 1.5kg，熬至 300g，3 次分服。7 剂。

2012 年 8 月 11 日：双脉匀缓，舌质红润，薄白苔，便通顺，易饥感消失，胃口好，精神饱满，中土升降旋转恢复，孩子体灵，稍拨即转，稳步治疗，待其恢复，制培元固本散加减常服：

紫河车 1 个	红参 30g	五灵脂 30g	鹿茸 30g
琥珀 30g	灵芝孢子粉 50g	炮附片 200g	三七 30g
砂米 50g	阿胶 50g	鹿角胶 50g	炮甲珠 50g
乌蛇肉 50g	蛋壳粉 100g	川牛膝 30g	怀牛膝 30g
干姜 30g	炙甘草 30g	全虫 50g	蜈蚣 50 条
生水蛭 15g	蛤蚧 6 对	炒麦芽 50g	炒谷芽 50g
野葛根 50g	肉桂 20g	鸡内金 50g	蛹虫草 50g
牛角尖 30g	天麻 50g	僵蚕 50g	土鳖虫 20g
川贝 20g	当归 50g	伸筋草 100g	老鹳草 50g
焦曲楂各 30g	地龙 50g	木瓜 50g	沉香 30g
木香 30g	炒蒺藜 30g	制何首乌 30g	白术 30g
茯苓 30g			

制粉，每次 3g，逐步加量至 5g，每日 3 次，以黄芪煮水送服。

患者服药 1 个月左右，其父母来电，患者右手内勾加重，右半身发紧，时有疼痛，甚为惊慌，上方以培元固本散、理中建中、驱风熄风通络、化瘀为主要思路，服药期间出现的这些症状，应为药中病所而致，嘱其勿慌，继续坚持服药，持续大约 1 个月，症状消失，自此孩子病情明显向好，此药服至 2013 年，孩子父母告知，孩子走路脚后跟完全挨地，走路明显好转，右手仍不时内勾，身体抵抗力大为增强，1 年来仅有的一次感冒，也未服药而愈，于 2014 年 1 月 6 日来诊，继续以原意稳步治疗，制方：

紫河车 2 个	高丽参 50g	五灵脂 50g	灵芝孢子粉 50g
琥珀 50g	三七 100g	血竭 50g	全虫 60g
大蜈蚣 60 条	炮甲珠 30g	僵蚕 50g	白术 50g
天麻 50g	伸筋草 60g	炮附片 150g	砂米 50g
干姜 50g	炙甘草 50g	川贝 30g	生水蛭 30g
粉葛根 50g	丹参 30g	火麻仁 60g	羌活 30g
独活 30g	川断续 50g	骨碎补 50g	肉桂 20g
九节菖蒲 50g	远志 50g	益智仁 50g	鹿茸 50g
怀牛膝 50g	蛋壳粉 100g	焦三仙各 50g	石斛 50g
蛤蚧 3 对	鹿角胶 50g	阿胶 50g	

制粉，每次 5g，每日 3 次。

2014 年 12 月 5 日：孩子经近 2 年治疗，现在走路完全恢复，右手内勾痊愈，宛如常人，吐字较以前大为清晰，时常与人开玩笑，虽语速较慢，但已经可以与人交流，其父母欣喜异常，唯觉不足就是语言没有完全恢复，在上方加入：鱼鳔（蛤粉炒）50g、大黄 60g、黄精 50g、白蒺藜 50g、鸡内金 30g。如上法服用，服完后停药。

《黄帝内经》言：男子二八有精，女子二七经水至。在先天不足的孩子治疗过程中，男孩在 16 岁前可以有效缓解和取得较好的治疗效果，女孩则在来经之前。小孩身体清灵，稍拨即转，且其病根大多由于滥食寒凉而致中土受损，无论在任何疾病的治疗过程，顾护孩子的脾胃必须贯彻始终，小孩子百药不效时，建中理中。

崩漏

樊某，女，27 岁，国土局工作，2012 年 8 月 2 日来诊

20 岁时，子宫功能性出血，经治多年，期间多用激素，中药凉血、止血治疗，贫血，2 年前因月经大量出血晕厥 2 次，后长期服用中药，现月经初来量少，然后停 3 ~4 天后再来，量极大，由于有以前经历，每次来经心中极为

恐慌，中间有逆经（经期流鼻血）一次，来经腰困腹痛。至今不敢谈对象。少时由于便干，常服三黄片等泻火通便药物，喜食生冷，大便时干时稀，常发尿道炎，双目眼白发青，嘴唇周围黄暗，脸苍白无华，舌尖红，淡苔，脉沉、细、缓，右关沉弦，左关沉弱，几不可触，左寸滑如珠。

寒凉败中，药害至深，五行生克乖乱。患者中土运化力弱，难以收摄，此时疏通极易引起新一轮出血，首运中土以溉四维，温补肾阳、命门火以保先天，制方：

红参30g（另炖） 五灵脂30g 公丁30g 郁金30g
制附片45g 干姜45g 炙甘草60g 炮姜15g
三石各30g 山萸肉90g 生半夏65g 吴茱萸30g
白术45g 茯苓45g 泽泻45g 肾四味各30g
肉桂10g、砂仁30g（后下） 生姜45g 大枣25枚
核桃6个（打）

加水2.5kg，熬至300g，3次分服。14剂。

2012年9月17日二诊

左关滑动搏指，双寸滑，双尺较前有力，舌淡白，停药后，便成形，期间来经淋漓不断，持续10余天，量不大，大腿根部、臂弯处出红肿硬块，后自行消去，得效，制方：

制附片45g（日加5~90g） 干姜45g 炙甘草60g
吴茱萸30g 麻黄5g 细辛45g 当归45g
通草15g 党参15g 五灵脂15g 柴胡30g
桂枝45g 白芍30g 三石各30g 山萸肉90g
生半夏65g 肾四味各30g 肉桂10g、砂仁30g（后下）
生姜45g 大枣25枚 核桃6个（打）

加水3kg，熬至300g，3次分服。药渣重煎泡脚。14剂。

2012年10月12日三诊

大便每日1次，纳可、眠可，右脉匀缓有力，左关滑，寸口脉弱，舌淡，

舌尖有瘀红点，每晚睡前小便急热，制方：

老鹳草 30g　　决明子 30g　　制附片 90g（日加 5～150g）

干姜 45g　　炙甘草 90g　　生半夏 65g　　吴茱萸 30g

麻黄 10g　　细辛 45g　　肾四味各 30g　　党参 30g

五灵脂 30g　　白术 45g　　桂枝 45g　　白芍 30g

三石各 30g　　山萸肉 90g　　茯苓 45g　　泽泻 45g

猪苓 15g　　肉桂 10g、砂仁 30g（后下）　　生姜 45g

大枣 25 枚　　核桃 6 个（打）　　黑豆 30g

加水 3kg，熬至 300g，3 次分服。药渣重煎泡脚。30 剂连服。

2012 年 11 月 19 日四诊

服药期间双大腿内侧、手臂出疱疹，奇痒难耐，数日后自行退去，伏邪得以外透，舌苔稍黄，舌质红润，口干，期间来经，比较正常，有瘀血块，8 天即止。

患者总体恢复可以，但左寸、关沉滑、数，必是心情所致。患者因病耽搁至今未能谈婚论嫁，外来闲言碎语极多，本人和父母压力巨大，整日家中熬药不断，更令提亲者不敢登门，因此心中焦虑。乃停笔与患者交谈，鼓励其生活信心，命运在自己心中，正确对待已经发生的事情，让心中充满阳光世界就会灿烂，说至伤心处，患者啼哭不止，说至高兴处患者又喜不自禁，笑声朗朗，约半小时多，患者长出一口气，感觉心中舒畅。经过前期理中托透治疗，患者体质已经发生变化，固摄力强，化去以前积聚，散厥阴寒气可以收功，制方：

黄芪 90g　　当归 45g　　桂枝 45g　　细辛 45g

通草 30g　　桃仁 30g　　红花 30g　　茜草 30g

吴茱萸 30g　　肾四味各 30g　　焦三仙各 30g　　生半夏 65g

老鹳草 30g　　决明子 30g　　制附片 150g（日加 5～200g）

干姜 60g　　炙甘草 60g　　三石各 30g　　山萸肉 90g

党参 30g　　五灵脂 30g　　肉桂 10g、砂仁 30g（后下）

三七粉9g（冲服） 生姜45g 大枣25枚 核桃6个（打）

黑豆30g

加水3kg，熬至300g，3次分服。药渣重煎泡脚。30剂连服后停药，服培元固本散善后：

培元固本散 + 当归50g 炮附片300g 砂米100g

干姜100g 炙甘草100g 蛤蚧10对 阿胶100g

黄芪150g 炮甲珠50g 生水蛭50g

制粉，3g/次，3次/日，热黄酒冲服。

患者12月7日来电话，月初来经，时长7天，经量正常，有少许瘀血块。告知坚持服药，可以找对象了。

《内经·灵兰秘典》篇“心者，君主之官也，神明出焉；主不明则十二官危，使道闭塞而不通，形乃大伤”，着重说明了心对其他脏腑的主导作用和十二官之间相互协调的重要性，为了强调其重要性而为该篇定名为灵兰秘典。从上述病案可以看出，本例患者之病因情志所致，心旌神摇，致使身体圆运动失圆而致病。现今人们生活、工作压力增大，情志致病不容忽视，心为君主之官，心乱则全身乱，心静则全身静，在疾病的治疗中，随着服药情况的递增，在某一特定时间段，患者情绪会出现蓄积，心中郁结需及时引导发泄，应敏锐把握患者心理，治病治心，形神俱治，乃可收全功。

患者于2013年10月已经结婚。

宫外孕术后

李某某，女，38岁，2012年4月1日诊

宫外孕手术后近20天，大出血，双脉沉缓，舌红无苔，边缘齿印，脸色苍白，双脸颊红，眼困，身无力眠差，纳可，二便可。

气血双亏，虚阳外越。制方：

黄芪150g 当归45g 制白附45g 干姜45g

炙甘草60g 三石各30g 山萸肉90g 肾四味各30g

高丽参30g（冲服） 五灵脂30g 焦曲、山楂各15g 生半夏65g
白芍45g 生姜45g 大枣12枚 黑豆30g
加水2.5kg，熬至300g，3次分服。8剂。

4月10日二诊

服药8剂，精神好，自感气足，拉稀软便，腰困，夜汗，脉沉，舌有淡白苔，手术后元气大伤，加服培元固本，制方：

（1）黄芪250g 当归45g 制白附45g（日加5～60g）
炮姜45g 炙甘草90g 三石各30g 山萸肉120g
漂海藻60g 肾四味各30g 盐巴戟30g 高丽参30g（冲服）
五灵脂30g 焦曲、山楂各15g 生半夏65g
黄连5g 炒麦芽60g 炒谷芽30g 生姜45g
大枣12枚 黑豆30g

加水3kg，熬至300g，3次分服。14剂

（2）紫河车1具 参须50g 五灵脂50g 血竭50g
琥珀50g 甘草50g 灵芝孢子粉100g 炮甲珠50g
鹿茸片50g 蛤蚧6对 炮附片200g

制粉，2g/次，逐渐加至5g/次，3次/日。

2012年5月9日三诊

精神佳，面色好，唇红，血液化验正常，脉和缓，舌有淡白苔，眠可，纳可，服药期间，大便3次/日，期间拉稀水样大便一次，停药后大便正常，来月经血块多，少许腹痛，正气逐步恢复，制方：

制附片100g 干姜45g 炙甘草60g 桂枝45g
白芍30g 黄芪250g 当归45g 土元10g
大贝15g 细辛45g 通草30g 吴茱萸50g
生半夏45g 漂海藻60g 肾四味、肉苁蓉各30g
五灵脂30g 高丽参15g、炮甲珠6g、蜈蚣4条、生水蛭4g（冲服）
生姜45g 大枣30枚 核桃6个（打） 黑豆30g

加水3kg，熬至300g，3次分服，药渣重煎泡脚。7剂。

患者此次服完后停药，单服培元固本散。治疗只要以当归四逆散厥阴寒气，四逆汤温水养脾，再加通络活血补肾之药，培元固本散培补先天，胞宫逐渐温煦，于2013年初怀孕，当年生子。

不孕二例

一、酒某某，女，38岁，克井人，2014年7月24日来诊。

患者近2年来一直想生育二胎而难以怀孕，易发口腔溃疡，且有妇科炎症，经少，偶有腰困，便秘，双关沉弦，舌红苔少。此妇症状符合狐惑病，且脉证舌苔又符合引火汤证，制方：

熟地90g　盐巴戟肉30g　天冬30g　麦冬30g

茯苓30g　五味子30g　白芍100g　炮姜10g

砂仁10g　紫油桂粉3g（米丸吞）　3剂

2014年7月28日：溃疡减轻大半，便通每日2次，双关沉象去。舌红有薄苔，舌尖红，浮火未完全归位，守方2剂。

2014年7月30日：诸症全消，求子，予刘沛然嗣子汤加减：

鹿衔草60g　细辛45g　菟丝子20g　白蒺藜30g

高良姜15g　制香附15g　老鹳草30g　决明子30g

槟榔20g　辛夷30g　当归30g　炙甘草15g

炮附子10g　7剂

患者上方服至第11剂，有孕。

二、吕某某，女，33岁，2014年1月20日诊。

不孕，3年前怀孕过，临产前突然胎死腹中，后多方求药难以怀孕，身体胖，面暗，便干，脉沉细，舌湿。仍以刘沛然方加减制方：

鹿衔草60g　菟丝子20g　细辛45g　当归30g

制香附20g　良姜15g　老鹳草30g　决明子30g

吴茱萸10g　通草10g

加水1kg，熬至300g，3次分服。7剂。

2014年2月24日星期一二诊：便少，食差。脉沉细，舌湿滑。

鹿衔草60g　菟丝子20g　细辛45g　当归30g
制香附12g　良姜15g　老鹳草30g　决明子30g
白蒺藜20g　槟榔30g　辛夷30g　红花15g
炙甘草30g　吴茱萸10g　通草10g

加水1.5kg，熬至300g，3次分服。7剂。

2014年3月4日三诊：右脉渐起，服药期间大便时好时坏，月经量少来经前腹痛，左脉沉细如前。舌淡白苔，湿滑象去。

鹿衔草60g　菟丝子20g　细辛50g　当归30g
制香附12g　良姜15g　老鹳草30g　决明子30g
白蒺藜20g　槟榔30g　辛夷30g　红花15g
桃仁15g　炙甘草30g　吴茱萸10g　通草10g
大枣10枚

加水1.5kg，熬至300g，3次分服。7剂。

2014年3月13日：双脉匀和，左关稍沉，舌苔淡，舌质清淡，机体向好，效不更方：

鹿衔草90g　菟丝子20g　细辛60g　当归30g
制香附12g　良姜15g　老鹳草30g　决明子30g
白蒺藜20g　槟榔30g　辛夷30g　红花15g
桃仁15g　炙甘草30g　吴茱萸10g　通草10g
大枣10枚

加水1.5kg，熬至300g，3次分服。7剂。

2014年3月25日：舌淡白，双脉沉，不合时令，上方加：黄芪60g，制附片23g。7剂。

2014年4月8日：服药期间来月经，瘀血块多，量增大，双脉沉缓，内瘀不去，舌淡、湿滑。

鹿衔草 90g　　菟丝子 20g　　细辛 60g　　当归 30g
制香附 12g　　良姜 15g　　老鹳草 30g　　决明子 30g
白蒺藜 20g　　槟榔 30g　　辛夷 30g　　红花 15g
桃仁 15g　　炙甘草 30g　　吴茱萸 10g　　通草 10g
黄芪 60g　　制附片 23g　　大枣 10 枚

加水 2kg，熬至 300g，3 次分服。7 剂。

2014 年 4 月 17 日：双脉平稳、缓，无独脉出现，身体圆运动逐渐恢复，舌淡、湿滑去，佳。

原方 7 剂。

患者服药 49 剂，现已经怀孕，已近临盆，全家人喜不自胜。

上两例不孕症的治疗用的是河北名医刘沛然的治疗思路，方中辛夷，刘沛然认为有促进子宫发育的功能。

子宫内膜息肉、卵巢囊肿

段某某，女，39 岁，2013 年 10 月 2 日来诊。

病情：卵巢巧克力囊肿，宫腔中段局限性积液，子宫内膜息肉，腺肌症（4mm×3mm），已经治疗约 10 余年，妇科炎症，经来淋漓不断，瘀血块多，舌苔淡白，苔厚，舌底瘀红，脉沉，双关沉滑，双手心发热（手厥阴之气外发），便不成形。

诊：厥阴寒积。方：

（1）漂海藻 60g　　炙甘草 60g　　制附片 45g　　干姜 45g
炒王不留 30g　　丹参 45g　　党参 30g　　五灵脂 30g
急性子 15g　　路路通 15g　　柴胡 30g　　细辛 15g
木鳖子 30g　　通草 15g　　肉桂 10g（后下）　　茯苓 30g
肾四味各 30g　　白芥子 30g（炒研）　　生姜 45g
大枣 12 枚　　7 剂

（2）煖宫丹外用 10 天。

2013 年 10 月 18 日二诊：服药期间经淋症状减轻，双脉较前有力，右关滑，便干，舌尖红，淡白苔，原方继服 7 剂。

漂海藻 60g　炙甘草 60g　制附片 45g（日加 5～60g）
干姜 60g　炒王不留 30g　丹参 45g　党参 30g
五灵脂 30g　急性子 15g　路路通 15g　柴胡 30g
细辛 15g　木鳖子 30g　通草 15g　桂枝 15g
肉桂 10g（后下）　茯苓 30g　肾四味各 30g　白芥子 30g（炒研）
生姜 45g　大枣 12 枚　7 剂

2013 年 11 月 16 日，左关沉紧、弦，服药期间小腹胀，后自行消失，原方调整：

漂海藻 60g　炙甘草 60g　制附片 90g　干姜 60g
炒王不留 30g　丹参 45g　党参 45g　五灵脂 30g
急性子 15g　路路通 30g　柴胡 30g　细辛 30g
木鳖子 30g　通草 15g　桂枝 15g　肉桂 10g（后下）
茯苓 30g　肾四味各 30g　白芥子 30g（炒研）
止痉散（6g－3 条）　炮甲珠 4g（冲）　生姜 45g　大枣 12 枚
7 剂

2013 年 12 月 11 日星期三：月经淋漓明显减轻，月经稀，黑血块几乎没有。左脉匀，右关沉滑，舌根有白厚苔。

白术 90g　干姜 90g　制附片 100g　生半夏 65g
党参 45g　五灵脂 30g　焦曲楂各 45g　炒麦芽 30g
炙甘草 90g　肉桂 15g、砂仁 30g（后下）　茯苓 45g
黄精 30g　肾四味各 15g　盐巴戟肉 30g　生姜 45g
大枣 12 枚　服至冬至
煖宫丹外用 10 天。

2014 年 1 月 3 日星期五：月经较以前大为正常，身体无不适感，舌质红润，脉沉细弱，仍从少阴论治，建中土以运四维。

白术 90g　　干姜 90g　　制附片 100g（日加 10～200g）
生半夏 130g　　党参 45g　　五灵脂 30g　　焦曲楂各 45g
炒麦芽 60g　　炙甘草 90g　　肉桂 15g、砂仁 30g（后下）
茯苓 45g　　桃仁 30g　　红花 30g　　黄精 45g
肾四味各 30g　　盐巴戟肉 30g　　核桃 6 个（打）　　生姜 75g
大枣 12 枚　7 剂
煖宫丹外用 10 天。

2014 年 3 月 10 日：惊蛰过，月经先少后多，血块，色黑，正值来经，散厥阴寒气：

当归 45g　　桂枝 45g　　赤芍 45g　　益母草 30g
通草 30g　　炙甘草 30g　　吴茱萸 30g　　半夏 65g
制附片 23g　　生姜 75g　　大枣 25 枚
5 剂，经期连服。

患者子宫内膜异位、腺肌症、卵巢囊肿、乳腺增生等症服四逆 + 当归四逆 28 剂，经前腹痛、经量、眼涩均有显著改变，近期在月经期间洗头突发经水断绝，腹痛不能移动，以小建中汤 2 剂，针刺三阴交、足三里、内关、点按中脘，揉关元，灸大敦穴而脱困，第二日以抵挡汤行其瘀血，经复来，思其原因，体内瘀血渐化，欲出无路，如强攻疏通则可能生变，以守为攻，任邪自去。

（1）生附子 30g　　干姜 60g　　炙甘草 60g　　三石各 30g
山萸肉 90g　　党参 45g　　五灵脂 30g　　鹿角胶 30g
肾四味、艾叶、小茴香各 30g　　炒麦芽 100g　　黄芪 90g
当归 45g　　生姜 45g　　大枣 12 枚　7 剂

（2）如经期腹痛针足太阴之地机穴、足厥阴之蠡沟穴。

2014 年 6 月 20 日：原方加桃仁、红花各 30g，丹参 45g，桂枝 45g，丹皮 30g，7 剂。

患者断续服药，2014 年 7 月 24 日又按原方取药 7 剂。服完药后患者因去外地培训而中断治疗至今。

子宫肌瘤

卢海梅，女，36岁。2011年11月3日来诊。

子宫肌瘤2个（2.3cm×1.8cm，2.1cm×2.2cm），月经腹痛，舌滑淡红，双脉沉，服他医中药26剂无效，且增大。制方：

桂枝45g	丹皮15g	赤芍45g	茯苓45g
红参15g	五灵脂15g	桃仁30g	红花30g
土元15g	大贝15g	柴胡30g	鸡内金30g
甘草30g	漂海藻30g		

生水蛭6g、炮甲珠6g、蜈蚣3条（制粉冲服）　7剂。

患者服完后，又取药服用10剂，2011年11月26日来电告知检查肌瘤消失。

经前期综合征

宋某某，女，36岁，财务人员。2013年10月29日来诊。

19岁来经，无规律，近年来发现来经前易饥，胸胀，脾气急躁，经量少，浑身冰凉，便多日一行经常上火，服用某市售保健品时大便通，停则不通，脉弦细、弱，舌淡，湿滑，边缘齿印。

经期诸多症状出现，则为厥阴之气不得舒展，而经常上火，则为中土虚寒，运化失司，难以伏火，致相火逆行，诸因明了，先散厥阴之寒，以当归四逆汤，另考虑患者久病，体内有血瘀干血，制方：

当归15g	桂枝15g	赤芍15g	通草10g
炙甘草30g	吴茱萸15g	生半夏65g	制附片23g
干姜23g	党参30g	五灵脂30g	大黄45g
细辛30g	藿香15g	佩兰15g	黄连10g
生姜45g	大枣12枚　5剂		

大黄䗪虫丸2盒配服。

2013月11月5日：服药后身体多年来首感暖和双脉弦象大减，适逢月经来临，以前诸多不适症状减轻，嘱其在经期连服下方5剂以疏瘀：

制附片18g　益母草20g　茜草20g　当归15g
桂枝15g　赤芍15g　通草15g　炙甘草10g
吴茱萸15g　土元6g　生姜3片　大枣10枚　5剂

2013年11月12日：经期服完药经净后，有心急、胸胀，身体困乏，额头出疹。

经后多证频现，源于中土虚弱，无力运化，才有此象，需建中以脱困：

桂枝45g　白芍90g　炙甘草45g　生半夏65g
黄芪60g　当归30g　生姜45g　大枣12枚
饴糖150g　3剂

2013年11月18日：服3剂建中汤脸部出疹愈多，但胃口好，便稀软，每日2~3次，嘴里有溃疡多处，仍处以理中兼引火下行：

白术45g　党参30g　五灵脂30g　茯苓45g
生半夏65g　炙甘草30g　冬瓜子15g　地肤子45g
制附片30g　郁金30g　吴茱萸15g
［前2剂加熟地90g，盐巴戟肉30g，天冬、麦冬各15g，五味子15g，肉桂粉3g（米丸吞）］　5剂

2013年11月26日：面部阳明经循行部位持续出疹，便黏不利，脉匀有力，舌苔淡白，伏邪持续外透，继续建中解表：

（1）桂枝45g　白芍90g　炙甘草30g　生半夏65g
藿香10g　佩兰10g　白蔻仁15g　生姜45g
大枣12枚　饴糖150g　3剂

（2）生地90g（酒浸）　当归45g　桂枝45g
赤芍45g　川芎30g　丹皮10g　紫草10g
桃仁30g　红花30g　牛蒡子10g　皂刺15g
黑芥穗10g　降香10g　定风丹45g　冬瓜子15g

白芷 15g　乌蛇肉 30g　白鲜皮 45g　炙甘草 30g

生姜 10 片　大枣 10 枚

5 剂，水、黄酒各半煎药。

患者 12 月 2 日发来信息，感觉最近不再怕冷，手脚有热，刮痧后不再有黑紫痧，美容师都感到奇怪。心中自是欣喜万分。

不寐

孙某某，女，48 岁。

子宫切除，失眠 20 余年，心慌，心跳快，从新疆来济后，大便干结，小便需服利尿药，经治多年，二便难调，大便不通则出现乳腺增生，曾有甲亢，双脉沉细、微弱，舌中裂纹，舌淡瘀，面色暗晦。

诸多病症，遍及全身，中土壅塞失运，累及上下左右，旋运中土，以溉四维。

大黄 45g　制附片 30g　细辛 45g　藿香 15g

佩兰 15g　白术 120g　干姜 90g　茯苓 45g

炙甘草 45g　生半夏 65g　党参 30g　五灵脂 30g

焦曲楂各 45g　肉苁蓉 45g　生姜 45g　大枣 12 枚

加水 2.5kg，熬至 300g，3 次分服。5 剂。

患者服药后来电，大便通畅，稍有泄泻，随后即停，小便通，不需再服利尿药，中土旋运，四维升降之机启动：

（1）病人久虚，中气不可过累，建中：

黄芪 250g　桂枝 45g　白芍 90g　炙甘草 30g

生姜 45g　大枣 12 枚　饴糖 150g

水煎服，3 剂。

（2）上方服完，继续理中：

大黄 30g　制附片 45g　细辛 45g　藿香 15g

佩兰 15g　白术 120g　干姜 90g　茯苓 45g

泽泻 45g　猪苓 30g　车前子 10g（包）　炙甘草 60g
生半夏 130g　党参 45g　五灵脂 30g　焦曲楂各 45g
肉苁蓉 45g　生姜 45g　大枣 12 枚

加水 3kg，熬至 300g，3 次分服。5 剂。

2014 年 3 月 20 日：右脉平稳起跳，右关沉弱，左脉沉稳，中间停药时间较长，病情反复，睡眠差，双腿无力，以前脾气暴躁大有减轻，春天木旺，患者中气较弱，补建中气。

黄芪 500g　桂枝 45g　白芍 90g　炙甘草 30g
炮附片 25g　桂心 25g　蛤粉 40g（包）　生半夏 65g
肉桂 10g　高粱米 100g　生姜 45g　大枣 12 枚
饴糖 150g　5 剂

2014 年 3 月 27 日：服药期间，睡眠较好，只有一个晚上睡眠较差，服小量安眠药后很快入睡，利尿药基本全停，感觉小便黏，大便稀软，出虚汗、凉，心情烦躁，舌质渐红，右脉沉弱，但较前已经大为改善，左脉依旧沉细、微。后背困，右腿无力。

元阳回复，正邪相搏，伏邪有从前阴沥出之兆，仍回理中以建生化之源：

麻黄 10g　细辛 30g　白术 90g　干姜 90g
制附片 45g（日加 5－60g）　焦曲楂各 45g　炙甘草 120g
党参 45g　五灵脂 30g　茯苓 45g　生半夏 130g
肾四味各 30g　肉苁蓉 30g　肉桂 10g、砂仁 30g（后下）
生姜 75g　大枣 12 枚　核桃 6 个（打）

加水 2.5kg，熬至 300g，3 次分服，药渣重煎泡脚。5 剂。

2014 年 4 月 2 日：服药期间，心情急躁，自感有抑郁之象，双脉依然沉弱，汗多，腹中胀满，中气弱。

麻黄 5g　细辛 45g　白术 120g　干姜 90g
制附片 30g　焦曲楂各 45g　炙甘草 45g　党参 45g
五灵脂 30g　茯苓 45g　生半夏 130g　肉苁蓉 45g

三石各30g　　山萸肉90g　　郁金30g　　生姜75g

大枣12枚　大黄10g（开水浸泡10分钟兑入）

加水3kg，熬至300g，3次分服，药渣重煎泡脚。5剂。

2014年4月8日：舌质渐红，双脉缓，逐渐起，神差乏力，身体以前诸多不适症状均不同程度出现，抑郁感强，大便量少，小便有，不如初始量大，建中：

黄芪90g　　桂枝45g　　白芍90g　　炙甘草30g

生半夏65g　　白术30g　　肾四味各30g　　柴胡15g

生姜45g　　大枣12枚

水煎服。3剂。

配服同仁堂舒郁九宝丸。

2014年4月12日：药后小便量增加，大便量也有所增加，抑郁感仍强，服用两次精神药物，昏睡时间较长，仍觉腹中积聚不下，中气弱而升降未复，守法建中。

黄芪90g　　桂枝45g　　白芍90g　　炙甘草30g

生半夏65g　　白术45g　　肾四味各30g　　柴胡30g

龙骨30g　　牡蛎30g　　山萸肉45g　　生姜45g

大枣12枚　水煎服。3剂

2014年4月15日：腹中撑胀感减轻，小便可，大便不成形，双脉平缓，左脉较前已经明显有力，舌中腻白苔，理中：

白术90g　　干姜90g　　生附子30g　　茯苓45g

生半夏130g　　党参45g　　五灵脂30g　　炒莱菔子30g

肉苁蓉30g　　郁金15g　　柴胡30g　　肾四味各30g

细辛45g　　麻黄5g　　炙甘草45g　　生姜75g

大枣12枚

加水3kg，熬至300g，3次分服。5剂。

2014年4月20日：大便不如服用建中好，小便亦然如此，久病伤及脾土，建中不及，理中则效不明显，右脉平缓有力，左脉沉，舌中白腻苔。裂纹，舌尖及边际逐步变红。

黄芪 90g	当归 45g	桂枝 45g	白芍 90g
炙甘草 30g	生半夏 65g	白术 45g	肾四味各 30g
柴胡 30g	草果 20g	龙骨 30g	牡蛎 30g
山萸肉 45g	生姜 45g	大枣 12 枚	

水煎服。5 剂。

2014 年 4 月 26 日：出汗减少，大小便如前，服安眠药，睡醒嗓干，鼻腔堵，脉沉。理中。饭后撑胀感减轻。

白术 120g	干姜 90g	生附子 45g	茯苓 45g
泽泻 45g	桂枝 45g	白芍 90g	生半夏 130g
党参 45g	五灵脂 30g	肉苁蓉 30g	熟地 45g
肾四味各 30g	细辛 45g	麻黄 5g	炙甘草 60g
生姜 75g	大枣 12 枚		

加水 3kg，熬至 300g，3 次分服，药渣重煎泡脚。5 剂。

2014 年 5 月 4 日：出汗多，小便不如从前，皮水又出现，腰痛剧烈，双脉沉细，舌淡。

黄芪 120g	当归 45g	桂枝 45g	白芍 90g
炙甘草 30g	怀牛膝 45g	炮附片 30g	三石各 30g
山萸肉 90g	半夏 65g	茯苓 60g	泽泻 45g
猪苓 30g	肾四味各 30g	生姜 45g	大枣 12 枚

加水 2kg，熬至 300g，3 次分服。5 剂。

2014 年 5 月 10 日：肿消，大便不成形，稀软，眠可，上药服至第四剂显现效果，舌质逐渐变红，效不更方，原方 5 剂。

此次服完药，患者自我感觉不寐已愈，且大小便通畅，遂停药，嘱其注意饮食清淡，勿过食寒凉和油腻。

老年阴痒

席某某，女，57 岁，大河庄人，2012 年 1 月 17 日来诊。

老年阴痒，西医诊断为老年阴道炎，多白带、稀白，腰困如折，腿困，小便急、热，患病几十年来按膀胱炎、阴道炎进行清热消炎治疗，纳可，便可，双尺微，左关沉弱，舌尖红、湿滑黄苔，腹中痛，脸红，声微。

此应为中土虚寒，寒凝于三阴，太阴运化乏力累及少阴，少阴下陷，湿热流注于膀胱腑而现于上症，法宜温水燥湿，扶助乙木。制方：

制白附 45g	干姜 45g	炙甘草 60g	肾四味各 30g
白蒺藜 30g	制首乌 30g	白鲜皮 45g	土茯苓 45g
生薏仁 45g	苍术 30g	黄芪 24g	升麻 6g
桔梗 6g	柴胡 6g	猪苓 30g	茯苓 45g
泽泻 30g	白术 45g	生姜 45g	大枣 10 枚

加水 2kg，熬至 300g，3 次分服，药渣重煎熏洗前阴。3 剂。

2012 年 1 月 30 日，患者再次来诊。

述服药后白带减少，阴痒有所减轻，腰困减轻，不再腹疼，但停药后白带变多，稀黄。原方稍作改动：

制白附 45g（日加 5g）		干姜 45g	炙甘草 60g
肾四味各 30g	白蒺藜 30g	制首乌 30g	白鲜皮 45g
土茯苓 60g	生薏仁 60g	苍术 45g	苦参 30g
党参 15g	五灵脂 15g	猪苓 15g	茯苓 30g
泽泻 15g	白术 30g	生姜 45g	大枣 10 枚

加水 2kg，熬至 300g，3 次分服，药渣重煎熏洗前阴。3 剂。

2 月 20 日三诊：

患者按要求服用上药后，诸证均消，由于经济原因，患者没有继续服药，先症状又现，甚感无奈。细询之下知，患者育有两女，为生男孩，曾流产 4

个未能如愿，可悲。患者经此磨难，肾气大虚，元阳遭乏，肾气不固，致湿热凝聚于下焦，由于肾气虚弱，牙龈常年溃烂。制方：

制白附 30g　干姜 45g　炙甘草 60g　肾四味各 30g
白蒺藜 30g　制首乌 30g　白鲜皮 15g　土茯苓 120g
生薏仁 45g　苍术 30g　党参 30g　苦参 30g
黄芩 45g　生半夏 30g　当归 15g　生姜 45g
大枣 10 枚　红小豆 1 把

加水 2kg，熬至 300g，3 次分服。6 剂。

因经济等多方原因，最后一次药服完，患者将药渣晒干，制成蜜丸服用，书一外洗方给患者以备用：蛇床子 45g、苦参 30g、雄黄 10g、白矾 30g。后遇患者女儿，告知患者服用药丸，常用外洗药，倒也相安无事。后来改外洗药方为：蛇床子 45g、苦参 30g、雄黄 30g、白矾 45g、木鳖子 45g（捣烂），水煎后外熏洗，对治疗肛门瘙痒以及痔漏肿痛发作竟有奇效，但方中雄黄需包煎。

月经淋漓

叶某，女，35 岁，个体。2013 年 12 月 7 日来诊。

月经淋漓不净，呕逆，右肋痛，经来腰困，脉沉细，右关沉弱，舌根燥，白带多，妇科炎症。

诊：中土虚弱，累及四维，先建中气，再理中气。

（1）桂枝 45g　白芍 90g　炙甘草 30g　生半夏 65g
茯苓 45g　生麦芽 60g　生姜 45g　大枣 12 枚
饴糖 150g（化入）

水煎服，3 剂。

（2）大理中丸

白术 140g　干姜片 140g　肉桂 70g　炮附片 140g
生晒参 70g　五灵脂 70g　砂仁 70g　炙甘草 140g

茯苓 70g

制粉做蜜丸，10g 每丸，每日 2 次。

（3）煖宫丹连用 5 天。

2013 年 12 月 11 日星期三：服药 3 剂，服第 1 剂，拉肚 4 次，后逐步减少为每日 2 次，呃逆没有改善，反而症状明显，双肩部疼痛消失，右肋下痛依旧，但精神明显好转，脉较前有力，舌苔燥黄：

桂枝 45g	白芍 90g	炙甘草 30g	白术 45g
党参 45g	五灵脂 30g	生半夏 65g	柴胡 45g
代赭石 45g	生麦芽 60g	生姜 45g	大枣 12 枚
饴糖 150g			

水煎服。5 剂。

2013 年 12 月 16 日：双脉匀缓，右肋疼痛减轻，舌苔白厚，嘴中无味，便稀，身乏，以三畏汤醒脾理中，四逆回阳，柴胡龙骨牡蛎散其肝经郁结。

制附片 45g	干姜 60g	炙甘草 60g	大黄 30g
细辛 45g	党参 30g	五灵脂 30g	公丁香 30g
郁金 30g	柴胡 63g	黄芩 25g	生半夏 130g
肾四味、杜仲各 30g		生姜 75g	大枣 12 枚
核桃 6 个（打）			

加水 2kg，熬至 300g，3 次分服。7 剂。

2013 年 1 月 4 日：经来淋漓，服止血药后小腹满痛，至今依然淋漓，头痛、昏沉，脉缓。

制附片 30g	炮姜 60g	炙甘草 60g	三石各 30g
山萸肉 90g	党参 45g	五灵脂 30g	生半夏 65g
焦三仙各 30g（炒焦）		茜草 45g	炒白术 45g
茯苓 45g	生姜 45g	大枣 12 枚　1 剂服 2 天。	

药后患者来电，症消，持续服用大理中丸，2014 年 5 月相遇告知胃口好，经来淋漓已经好转，用了煖宫丹后，妇科炎症至今没有再犯。

股骨头坏死

风某，37 岁，检查股骨头坏死，疼，走路趔趄，平时喜饮酒，特别是喜饮凉啤酒，大便干燥，制方：

（1）黄芪 250g　当归 45g　生附子 30g　生川乌 30g
防风 30g　麻黄 15g　老鹳草 30g　豨莶草 30g
细辛 30g　吴茱萸 15g　怀牛膝 45g　通草 15g
炙甘草 60g　生半夏 65g　肾四味各 30g　炮姜 30g
砂仁 30g（后下）　生姜 90g　大枣 12 枚　蜂蜜 150g
偏正散 9g（蜂蜜、淡茶水冲服），14 剂。

（2）紫河车 2 个　鹿茸、红参、五灵脂、琥珀各 100g
三七 200g　生附子 300g　炮甲珠 150g　蛤蚧 10 对
干姜 100g　炙甘草 100g　川贝 50g　止痉散（100g - 100 条）
藏红花 100g　砂米 100g　怀牛膝 50g　丹参 100g
地龙 50g　紫油桂 30g

制粉，3g/次，每日以黄芪 120g 煮水送服。

煎剂服完，疼痛减轻，未再继续服药，坚持服用粉剂，因粉剂中生附子药量较大，每次服用在 2 ~ 3g，稍多一点即口麻，浑身发麻，一直维持用量在 3g 以下，患者服至 1 个月以后，疼痛感基本消失，患者以开饭店为生，劳累后会重新疼痛，服至 3 个月，宛如常人，但是在腹部和后背部皮肤出现黑斑，初起颜色较重，且数量颇多，患者惊恐，去医院化验显示凝血酶时间 21. 2s，嘱其勿慌，在原药粉中加入焦三仙各 100g，继续服用，随后黑斑颜色逐渐变淡，约 1 个多月消失。

患者目前在家开一饭店，每日劳累不休，追访至今，亦无再犯。

腰椎间盘突出

葛某，男，37 岁，531 军工厂工作。

2011 年 12 月 16 日来诊：腰椎间盘突出，疼痛剧烈，右关弱，舌淡，纳可，二便差，面黄黑，声音低微，诊为命门火衰，中土虚寒。制方；

制附片 45g　干姜 45g　炙甘草 60g　肾四味各 30g
炒小茴香 30g　醋元胡 15g　川楝子 15g　白术 45g
党参 30g　茯苓 45g　五灵脂 30g　桂枝 45g
细辛 45g　白芍 30g　麻黄 5g　生姜 45g
大枣 12 枚　核桃 6 枚

加水 3kg，熬至 400g，3 次服。7 剂。

2011 年 12 月 25 日二诊：服药后疼痛减轻，按摩后疼痛加剧，便稀软。患者在车间工作，工作劳累，小病积劳，督脉失养。脉浮洪，双尺微，制方：

黄芪 250g　当归 30g　制附片 45g（日加 5g）
干姜 45g　炙甘草 60g　肾四味各 30g　续断 30g
醋元胡 10g　川楝子 10g　桂枝 45g　怀牛膝 45g
细辛 30g　葛根 90g　党参 15g　五灵脂 15g
白芍 30g　生半夏 45g　麻黄 5g　生姜 45g
大枣 25 枚　核桃 6 枚　吴茱萸 30g

加水 3kg，熬至 300g，3 次分服，药渣重煎泡脚。7 剂。

2011 年 1 月 4 日来诊：患者不再按摩，服药后痛止，脉沉，舌淡红。巩固疗效，制方：

黄芪 250g　当归 30g　制附片 90g（日加 10－150g）
干姜 45g　炙甘草 60g　肾四味各 30g　续断 30g
桂枝 45g　怀牛膝 45g　细辛 45g　葛根 90g
党参 30g　五灵脂 30g　生半夏 45g　麻黄 10g
生姜 45g　大枣 12 枚　核桃 6 个

随后电话回访，患者正常上班，患者体虚，拟培元固本散：

胎盘 2 个　鹿茸 50g　琥珀 50g　灵芝孢子粉 50g

蛤蚧6对　　人参50g　　五灵脂50g　　砂米50g
炮附片200g　　三七50g　　甘草50g　　骨碎补50g
鹿角胶50g　制粉。

患者服完固本后又加配一料，偶遇其妻，言患者精神特好，腰疼没有再犯。

高龄腿痛

李全胜，男，67岁，2013年12月29日星期日。

双腿疼多年，右腿重，僵直，行走困难，趔趄，平常只能扶杖慢走，以前受天气影响较大，年龄大后影响减小，舌红齿印，左脉弦紧，便不成形。

诊：高年阳虚，中气失陷。

黄芪120g　　当归45g　　怀牛膝45g　　桂枝45g
白芍90g　　制附片30g　　干姜45g　　炙甘草60g
党参30g　　熟地45g　　生半夏65g　　肾四味各25g
生姜45g　　大枣12枚　　核桃6个（打）

加水2.5kg，熬至300g，3次分服，药渣重煎泡脚。5剂。

同仁堂木瓜丸配服。

2014年1月8日：药后矢气多，初服上火，随后恢复正常，易饥，眠可，双腿感觉轻松，以前困紧大减，人迎滑，左脉弦紧已松，舌红齿印。

黄芪250g　　当归45g　　怀牛膝45g　　桂枝45g
白芍90g　　制附片30g　　干姜45g　　炙甘草60g
党参30g　　五灵脂30g　　木瓜30g　　威灵仙30g
熟地45g　　生半夏65g　　肾四味各25g　　生姜45g
大枣12枚　　核桃6个（打）

加水3kg，熬至300g，3次分服，药渣重煎泡脚。5剂。

2014年1月20日：以前关节痛处明显加重，人迎滑弱，舌质红，每日下午身体发紧，类似感冒症状，下午肾经当令，正气攻邪，故症状反复：

黄芪 500g　赤芍 45g　白芍 45g　制附片 45g
制川乌、防风各 30g　细辛 45g　当归 45g
干姜 90g　炙甘草 60g　党参 60g　止痉散（10g－10 条）（入煎）
肾四味各 30g　骨碎补 30g　丹参 45g　乳香 10g
没药 10g　蜂蜜 150g　黑豆 30g　生姜 45g
大枣 12 枚

加水 3kg，熬至 300g，3 次分服，药渣重煎泡脚。7 剂。

另制培元固本散：培元固本散＋炮附片 300g、藏红花 50g、炙甘草 100g、骨碎补 100g、盐补骨脂 100g。

2014 年 2 月 27 日：精神好，可弃杖连续步行约 1km，疼痛大为减轻，仍服用木瓜丸，双脉平缓，右寸滑弱，舌质红润，淡白苔。

黄芪 500g　赤芍 45g　白芍 45g　生附子 30g（日加 5～45g）
制川乌、防风各 30g　细辛 45g（日加 5～60g）
当归 45g　干姜 90g　炙甘草 60g　党参 60g
止痉散（10g－10 条）（入煎）　肾四味各 30g　骨碎补 30g
丹参 45g　羌活 15g　独活 15g　威灵仙 30g
褚实子 30g　鸡血藤 30g　怀牛膝 45g　蜂蜜 150g
黑豆 30g　生姜 45g　大枣 12 枚

加水 3.5kg，熬至 300g，3 次分服，药渣重煎泡脚。7 剂。

2014 年 4 月 2 日：双腿关节疼，检查有骨刺，便稍干，小便可，双脉浮缓，有力，纳可，精神好，眠佳。

黄芪 500g　赤芍 45g　白芍 45g　生附子 45g
制川乌、防风各 30g　细辛 60g　干姜 45g
熟地 60g　麦冬 30g　炙甘草 60g　党参 45g
止痉散（10g－10 条）（入煎）　肾四味各 30g　骨碎补 30g
丹参 45g　威灵仙 30g　褚实子 30g　川牛膝 30g
怀牛膝 45g　麻黄 45g（另煎兑入）　蜂蜜 150g

黑豆30g　　生姜45g　　大枣12枚

加水3.5kg，熬至300g，3次分服，药渣重煎泡脚。7剂。

配服同仁堂骨刺丸。

患者随后又服用木瓜丸2个月，症状已完全消失，每日早起散步，另据患者介绍，几年来一直坚持服药蜂花粉，如此高龄，从来没有出现前列腺功能不正常之尿频、起夜等症状，值得研究。

类风湿关节炎

聂乃晨，男，65岁，梨林镇东坡村，2014年3月26日来诊。

类风湿关节炎。此类慢性病，急治难以获效，参师父专辑，制药酒方如下：

黄芪100g　　生附子30g　　生川乌30g　　当归30g
丹参30g　　乳香30g　　没药30g　　白芍30g
黑小豆30g　　乌蛇肉30g　　蜂蜜150g　　桂枝45g
防风30g　　炙甘草60g　　全虫30g　　蜈蚣30条

炮甲珠15g　加白酒4.5kg，泡10天后，早晚各1次，以口感稍麻为度，如有中毒现象，用下方：

甘草90g、防风30g、黑小豆30g、蜂蜜150g。煎，冲服生绿豆粉30g，即可解毒。

2014年8月17日：行走基本好转，手部常无力，时有肿痛，得效，秋冬进补，原方加鹿角胶30g、蛤蚧2对、杜仲30g，继续泡酒以巩固效果。

强直性脊柱炎四例

一、李某某，男，40岁，经商。2011年12月27日一诊。自述腰背困疼，畏寒，西医诊断为强直性脊柱炎，易上火，饮酒后大便干结，双脉浮，双尺微弱，右关滑。舌尖红刺，苔白腻，每早需用牙刷刷去，小便发黄，口苦咽干，易上火。病人常年经商，烟酒不忌，饮食不节，身心俱累，五行运化失常，六淫内侵，久之寒邪凝于三阴，坎中真阳伤损，累及督脉失养，应运中土而溉四维，温寒水浸养双木，散三阴寒气托邪外出，制方如下：

野葛根 60g	桂枝 45g	白芍 30g	麻黄 10g
制附子 45g	辽细辛 45g	红参 15g（另炖）	五灵脂 30g
柴胡 30g	黄芩 15g	生半夏 65g	炙甘草 60g
吴茱萸 15g	白术 30g	茯苓 15g	生姜 45g
大枣 12 枚	肾四味各 30g	炮甲珠 3g、蜈蚣 3 条（冲服）	

水 3kg，熬至 400g，3 次服，药渣重煎泡脚。7 剂。

2012 年 1 月 2 日二诊

服药 7 剂，服药期间腰背处困疼加重，嘱其勿慌，此乃药力冲击病灶所致。纳可，眠可，拉稀软便，矢气，腹中响，服药期间未有上火，舌尖红，舌苔白腻退去大部，口苦咽干消失，双脉缓和，右关沉滑。药中病所，继续托透，制方：

野葛根 75g	桂枝 45g	白芍 30g	麻黄 10g
制附子 45g（日加 5g）	干姜 45g	辽细辛 45g	红参 15g（另炖）
五灵脂 30g	柴胡 60g	黄芩 30g	生半夏 65g
炙甘草 60g	吴茱萸 30g	炒白术 45g	茯苓 30g
生姜 75g	大枣 25 枚	炮甲珠 3g、止痉散（6g－3 条）（冲服）	

加水 3kg，熬至 300g，3 次分服，药渣重煎泡脚。7 剂。

此次患者提出了想再要一个孩子，但妻子久不受孕，检查结果为患者精子活力低下，约 30%。天地造人在于造化，另疏一小方：

麻雀 1 只	菟丝子 30g

菟丝子黄酒浸泡后装入麻雀腹中，蒸熟食用，每天早晚各食 1 只。

2012 年 1 月 19 日三诊

背疼消失，眠可，纳可，矢气减少，拉黑软便，服药期间感冒一次，服食麻雀后有上火感觉，舌白苔仍有，右关沉滑，中土寒湿依旧。制方：

野葛根 75g　白芍 45g　制附子 80g（日加 5～100g）
干姜 45g　制川乌 45g　熟地 90g　红参 15g（另炖）
五灵脂 30g　柴胡 15g　黄芩 30g　生半夏 65g
炙甘草 60g　吴茱萸 30g　泽泻 45g　白术 45g
茯苓 45g　五味子 30g　肉桂 10g　砂仁 30g（后下）
黑豆 30g　生姜 75g　大枣 25 枚
炮甲珠 3g、止痉散（6g－3 条）（冲服）

继续服用麻雀。

患者服第 1 剂药，来电告知，服药后全身、舌头有麻感，嘱其在第 2 剂药中加蜂蜜 150g，增加煎药时间，后患者再次来电，服药后麻感依然强烈，且有头晕眩现象，产生恐惧感，又临近春节，应酬繁忙，因此春节期间暂时停药。思其原因，可能为制川乌用量过大，患者不能耐受，赴其家，将其中一剂药中川乌捡出一半，过完春节继续服用，如仍有麻感，可将川乌尽行捡出后服用。

服完余药，2 月 10 日来诊。服药期间感觉头顶直冒凉气，浑身凉麻感强烈。来诊时已经停药 2 日，背部有不适感，舌红，双脉缓沉，双尺可，余寒未去，继续托透散寒，制方：

生附子 30g　生川乌 30g　生半夏 130g　生南星 60g
干姜 45g　炙甘草 60g　黄芪 250g　高丽参 15g（冲）
白芍 30g　桂枝 45g　五灵脂 30g　吴茱萸 30g
炮甲珠 3g、止痉散（6g－3 条）（冲服）　白术 45g
茯苓 45g　防风 30g　野葛根 60g　生姜 75g
大枣 25 枚　葱白 4 段　蜂蜜 150g　黑豆 30g

加水 3.5kg，熬至 300g，3 次分服，药渣重煎泡脚。7 剂。

患者服药 2 剂，膀胱经、厥阴经循行部位出红疹成片，痒，2 日后自行消去，伏邪外透，佳。腰疼加剧，攻邪力大而致。开玄府，补肾水，为邪去通路。余药每剂加：

麻黄 10g　　细辛 45g　　肾四味各 30g　　骨碎补 30g

患者上方连服 21 剂，生附子加至 90g，最后突出大汗一身，头脚尽湿，出汗后感觉虚弱，但所有症状均消失，精神反好，以下方 2 剂：黄芪 250g、桂枝 45g、白芍 90g、炙甘草 45g、白术 45g、党参 30g、苍术 15g、防风 30g、升麻 30g、生姜 45g、大枣 12 枚、饴糖 150g。服后精神陡增，觉浑身轻松，伏邪尽透，制固本以善后：

培元固本散 + 炮附片 300g　　蛤蚧 10 对　　砂米 50g

川贝 50g　　蛹虫草 150g　　炮甲珠 100g　　藏红花 30g

止痉散（100g－100 条）　　干姜 60g　　炙甘草 60g

肉桂 30g　　沉香 50g　制粉，5g/次。每日 3 次，热黄酒冲服。

2013 年 3 月，患者来电告知所有症状已经完全好转，追访至今，患者一切如常，精神健硕。

二、李某某，男，35 岁，轵城个体，2013 年 9 月 8 日星期日来诊。

病情：后背部疼痛多年，阴雨天或季节交换时会加重，便黏不利，不成形，上火拉肚，舌苔粉白，舌底绛红，常有嘴苦，双脉沉，寸口极弱，双关弦细，双尺弱，腰困疼，西医诊为强直性脊柱炎。

诊：三阴寒郁，督脉失养。

方：麻黄 10g　　生附子 30g（日加 5～45g）　　防风 30g

细辛 45g　　黄芪 250g　　当归 45g　　白术 45g

党参 60g　　五灵脂 30g　　葛根 90g　　桂枝 45g

白芍 45g　　生半夏 65g　　藿香 15g　　佩兰 15g

黄连 10g　　干姜 45g　　炙甘草 60g　　肾四味各 30g

狗脊 30g　　生姜 45g　　大枣 12 枚　　止痉散（6g－3 条）（冲服）

鹿角胶 30g（化入）

加水 3kg，熬至 300g，3 次分服，药渣重煎泡脚。7 剂。

2013 年 9 月 22 日星期日二诊：背痛症状减轻，便稀软，每日 2 次，食欲不好，药后有晕麻感，时间不长，舌苔粉白，腻小便黄，味道大，脉沉，人迎沉滑。

麻黄 10g　生附子 45g（日加 5～60g）　防风 30g
细辛 45g　黄芪 250g　当归 45g　白术 90g
党参 60g　五灵脂 30g　葛根 90g　桂枝 45g
白芍 45g　生半夏 130g　焦曲楂各 45g　藿香 15g
佩兰 15g　黄连 10g　干姜 90g　柴胡 63g
炙甘草 60g　肉桂 10g、砂仁 30g（后下）　肾四味各 30g
狗脊 30g　生姜 75g　大枣 12 枚　核桃 6 个
止痉散（6g－3 条）（冲服）　鹿角胶 30g（化入）

加水 3kg，熬至 300g，3 次分服，药渣重煎泡脚。7 剂。

2013 年 10 月 4 日三诊：双脉匀缓，心情舒畅，背上困疼大减，大便黏，小便黄，舌苔渐现黄苔，纳可，矢气多，臭，伏邪下泻，佳，方：

茯苓 45g　制川乌 30g　生附子 60g（日加 5～90g）
麻黄 10g　山药 60g　防风 30g　细辛 45g
黄芪 250g　当归 45g　白术 90g　党参 60g
五灵脂 30g　葛根 90g　桂枝 45g　白芍 45g
生半夏 130g　焦曲楂各 45g　藿香 15g　佩兰 15g
黄连 10g　干姜 90g　柴胡 63g　炙甘草 60g
肉桂 10g、砂仁 30g（后下）　肾四味各 30g　狗脊 30g
生姜 75g　黑豆 30g　蜂蜜 150g　大枣 12 枚
核桃 6 个（打）　止痉散（6g－3 条）（冲服）　鹿角胶 30g（化入）

加水 3kg，熬至 300g，3 次分服，药渣重煎泡脚。7 剂。

2013 年 10 月 16 日星期三四诊：药后汗出，便稀黏，背部疼痛基本全部消失，双脉沉稳有力，数，舌质红润，淡薄苔，服最后 3 剂时有麻木感，持续时间不长自行消失，口干，稳步好转，方：

茯苓 45g　制川乌 30g　生附子 90g　麻黄 5g
山药 60g　防风 30g　细辛 45g　黄芪 250g

当归 45g	白术 45g	党参 60g	五灵脂 30g
葛根 90g	桂枝 45g	白芍 45g	生半夏 130g
焦曲楂各 45g	干姜 60g	麦冬 30g	熟地 45g
盐巴戟肉 30g	柴胡 63g	炙甘草 60g	肉桂 10g（后下）
砂仁 30g（后下）	肾四味各 30g	狗脊 30g	生姜 75g
黑豆 30g	蜂蜜 150g	大枣 12 枚	核桃 6 个（打）
止痉散（6g－3 条）（冲服）		鹿角胶 30g（化入）	

加水 3kg，熬至 300g，3 次分服，药渣重煎泡脚。7 剂。

2013 年 11 月 2 日：人迎滑如转珠，舌红，淡白苔，左脉匀，大便每日一次，不成形，细条，时值立冬，万物封藏，宜潜勿升，顾护根本，培补先天，培元固本散善后：

再造散散＋炮附片 300g		炮甲珠 100g	蛤蚧 10 对
川贝 50g	藏红花 50g	金蝉花 100g	九节菖蒲 50g
止痉散（100g－100 条）		土元 30g	砂米 50g
火麻仁 50g	葛根 150g	肉桂 30g	鹿角胶 100g
丹参 60g	地龙 50g		

制粉，3～5g/次，热黄酒冲服。

2014 年 6 月，与之相遇，言所有症状均消，且精神健硕，无任何不适，培元固本散已经服完。

三、李某某，男，45 岁，2014 年 6 月 26 日。

腰背困疼多年，舌尖红，齿印，左脉沉，右脉浮大。

寒侵督脉。

麻黄 15g	细辛 45g	生附子 30g	生半夏 65g
党参 45g	五灵脂 30g	肾四味各 30g	杜仲 30g
白术、桂枝、白芍、丹参各 45g		生川乌 15g	醋元胡 30g
川楝子 15g	生姜 45g	大枣 12 枚	

加水 2. 5kg，熬至 300g，3 次分服。7 剂。

2014年7月6日：脉缓，左脉沉，便稀软，每日2～3次，舌尖稍红，夏至过，正值暑伏天，天地阳气大盛，宜内外通顺。

黄芪250g　麻黄15g　细辛45g　生附子30g（日加5～45g）
生半夏65g　党参45g　五灵脂30g　肾四味各30g
杜仲30g　白术、桂枝、白芍、丹参各45g　生川乌30g
防风30g　醋元胡30g　川楝子15g　生姜45g
黑豆30g　蜂蜜150g　炮甲珠3g、止痉散（6g－3条）（冲服）
大枣12枚

加水3kg，熬至300g，3次分服，药渣重煎泡脚。7剂。

2014年7月14日：双脉基本平缓，右关紧、硬，舌尖红，矢气多、臭，便不成形，眠可，汗出，后背困疼基本好转，腰两侧发硬。伏天将至，守原意散寒、托邪。

麻黄15g　细辛45g（日加5～60g）　生附子45g（日加5～60g）
生川乌30g　防风30g　黑豆30g　生半夏65g
党参45g　五灵脂30g　肾四味、狗脊、骨碎补各30g
白术、桂枝、白芍、丹参各45g　肉桂10g（后下）
炮甲珠3g、止痉散（6g－3条）（冲服）　生姜45g
大枣12枚　蜂蜜150g

加水3kg，熬至300g，3次分服，药渣重煎泡脚。7剂。

2014年7月21日：后背疼基本消失，唯有腰两边少许困疼，舌质红润，薄苔，后背出汗，守方7剂。

2014年7月30：诸症均消，双脉和缓，舌质红润，舌尖红，培元固本散善后：

培元固本散＋川贝50g　炮附片200g　蛤蚧10对
止痉散（100g－100条）　炮甲珠60g　粉葛根50g　砂米50g

制粉，每次5g，每日2次，热黄酒冲服。

2014年12月初，遇见患者，告知服药后精神健硕，现在帮人销售电动车，每日风雨劳累，亦未有任何疼痛不适。

四、王某某，女，45 岁，住北海小区，2014 年 5 月 12 日来诊。

西医诊断为强直性脊柱炎，夏天大汗吹空调后发病，夜晚疼痛剧烈，转侧难以入眠，基本不出汗，便可，脉沉弱，左关弦细、紧，甲减（服药），舌淡，色暗。

寒郁督脉。

麻黄 10g　细辛 45g　生附子 30g　生川乌 30g
黄芪 250g　当归 45g　肾四味、骨碎补各 30g
干姜 60g　炙甘草 60g　丹参 45g　桂枝 45g
赤芍、白芍各 45g　止痉散（6g－3 条）（冲服）　党参 45g
五灵脂 30g　防风 30g　黑豆 30g　蜂蜜 150g
生姜 45g　大枣 12 枚　核桃 6 个（打）

加水 3kg 熬至 300g，3 次分服，药渣重煎泡脚。14 剂。

患者服药期间来电告知脖颈强紧，嘱其在原方中加野葛根 60g，药后症去。

2014 年 6 月 1 日：诸症均轻，夜可安然入睡，后背困，腰部疼痛，双脉较为和缓，弦细紧象消失，便稀软，腹中鸣响，汗不多，舌色渐红，佳。

麻黄 15g　细辛 60g　生附子 30g（日加 5～45g）
生川乌 30g　黄芪 250g　当归 45g
肾四味、骨碎补、杜仲各 30g　干姜 60g　炙甘草 90g
丹参 45g　桂枝 45g　赤芍、白芍各 45g
止痉散（6g－3 条）（冲服）　醋元胡 45g　川楝子 30g
党参 45g　五灵脂 30g　生姜 45g　大枣 12 枚
核桃 6 个（打）

加水 3kg，熬至 300g，3 次分服，药渣重煎泡脚。7 剂。

2014 年 6 月 9 日：汗出，症减。

麻黄 15g　细辛 60g　生附子 45g　生川乌 30g
黄芪 250g　当归 45g　肾四味、骨碎补、杜仲各 30g

干姜60g 炙甘草90g 丹参45g 桂枝45g

赤芍、白芍各45g 止痉散（6g－3条）（冲服） 党参45g

五灵脂30g 生姜45g 大枣12枚 核桃6个（打）

加水3kg熬至300g，3次分服，药渣重煎泡脚。7剂。

2014年6月18日：寸口浮弦，人迎沉弦、滑。中下部脉和缓有力，舌淡红，薄苔。口渴，由于天气炎热，睡眠一般，纳一般，服药期间便如稀水，停药后大便成形，后背上部困疼，邪去六七，托透固本：

制附片90g 干姜60g 炙甘草120g 当归45g

丹参45g 党参60g 五灵脂30g 生半夏65g

白术45g 桂枝45g 赤芍、白芍各45g

止痉散（6g－3条）（冲服） 三石各30g 山萸肉90g

肾四味、骨碎补、杜仲各30g 乳香9g 没药9g

黄精30g 麻黄15g 细辛60g 生姜45g

大枣12枚 核桃6个

加水3kg，熬至300g，3次分服，药渣重煎泡脚。7剂。

另制培元固本散：

培元固本散（鹿茸100g） 炮附片200g 止痉散（100g－100条）（冲服）

葛根90g 蛤蚧10对 川贝50g 醋元胡30g

砂米50g 炮甲珠100g 土元40g 鹿角胶100g

肉桂30g 金蝉花100g 藏红花50g

2014年6月26日：口渴减轻，嘴中涩，后背仍有少许发困，脉沉，舌苔厚腻，边瘀，食差，便稀软。

制附片100g 干姜60g 炙甘草120g 葛根60g

丹参45g 党参60g 五灵脂30g 生半夏65g

白术45g 桂枝45g 赤芍、白芍各45g

止痉散（6g－3条）（冲服） 三石各30g 山萸肉90g

肾四味、骨碎补、杜仲各30g 乳香9g 没药9g

黄精 30g　　麻黄 15g　　细辛 60g　　生姜 45g

大枣 12 枚　　核桃 6 个

加水 3kg，熬至 300g，3 次分服，药渣重煎泡脚。7 剂。

2014 年 7 月 3 日：双脉基本平稳，背部困疼全消，人迎弱，便稀，臭，舌绛。

黄芪 500g　　当归 45g　　白术 90g　　干姜 90g

制附片 100g　　焦曲楂各 30g　　炒麦芽 60g　　党参 60g

五灵脂 30g　　肉桂 10g　　砂仁 30g（后下）

肾四味、杜仲、骨碎补各 30g　　桂枝 45g　　赤芍 45g

炙甘草 60g　　醋元胡 30g　　生姜 45g　　大枣 12 枚

5 剂，每剂 2 天，服完后停服汤药，继续服用服培元固本散。

附： 在各种骨科病的治疗中，我一直使用师父 2010 年于郑州所拟定的变通大乌头汤（通治骨病要方）加减，师父方如下：

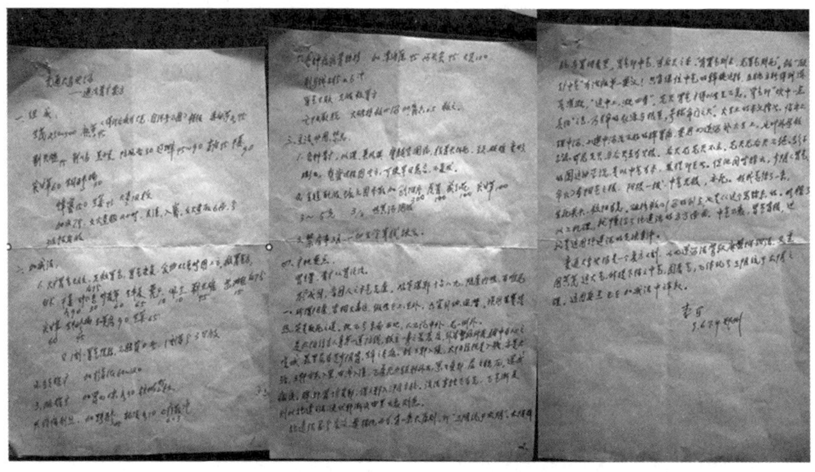

变通大乌头汤——通治骨病要方

一、组成

生芪 250～500g　　麻黄 45g（得汗后减为 5g，自汗者不用）

桂枝、赤、白芍各 45g　　制天雄 45g

制川乌、黑小豆、防风各30g　辽细辛45~90g　当归45g
干姜90g　炙甘草60g　生晒参30g（捣）　蜂蜜150g
生姜45g　大枣12枚

加水3.5kg，文火煮2小时，去渣，入蜜，文火煮300g，分3次饭后服。

二、加减法

（1）久病胃气已败，先救胃气，胃气来复，食纳大增时用上方。救胃气方：

白术、干姜各90g　砂仁米30g　紫油桂15g（后下）
炒麦芽60g　生半夏65g　藿香10g　佩兰10g
制天雄45g　炙甘草60g　生晒参45g（捣）　生山萸肉90g
生姜65g

每日1剂，胃气怯弱，不胜药力者，1剂药分3日服。

（2）颈椎病：加粉葛根60~120g

（3）腰椎病：加肾四味各30g，核桃6枚（打）。

（4）疼痛剧烈：加野丹参45g，乳、没各10g，止痉散（6g-3条）（冲）。

（5）各种癌症骨转移：加漂海藻45g、两头尖45g、大贝120g、制马钱子粉0.6g（冲）。

胃气已败，先服救胃方。

亡阳厥脱，大破格救心汤加麝香0.5g救之。

三、主治功用与禁忌

（1）各种胃病，风湿性疾病、类风湿关节炎、脊髓空洞症、股骨头坏死、颈腰椎变形膨出，整脊过程用专方，可使早日愈合，不复发。

（2）全程配服培元固本散加炮附片300g、虎骨100g、藏红花100g、炙甘草100g，制粉，每次3g~5g，3次/日，热黄酒调服。

（3）禁房事3个月，一切生冷寒腻勿食。

四、病机要点

肾主骨，骨病从肾论治。

万病成因，皆因人之本气先虚，风寒湿邪十占八九，阴虚内热，百难见一。所谓阴虚，皆相火离位，假热在上、在外，只宜引纳、温潜，误用苦寒清热，实是取死之道，地不分东南西北，人不论中外，无一例外。

足太阳经为人身第一道防线，故主一身之最表层，外为督脉所居，胸中为心之空城，最里层为足少阴肾，生命之本源，故六邪入侵，太阳经既是入路，亦是出路，六邪由表入里，由浅入深，正虚无力驱邪外出，累累受邪，层层积压，遂成痼疾。脾、肝、肾均受邪，谓之邪入三阴本脏。治法当扶正为先，正气渐复，则以托透之法，使伏邪渐次由里出表则愈。

托透法要分层次，要相机而为，有一条大原则，即“三阴统于太阴”，太阴脾脏与胃相表里，胃气即中气，为后天之本，“有胃气则生，无胃气则死”。故顾护中气为治病第一要义！只有保住中气的斡旋运转，五脏方能得到滋养灌溉，“运中土，溉四旁”，先天胃气才得以生生不息。肾气即“坎中一点真阳”之气，乃生命的起源与根基，号称命门之火。火生土的本意指此。临床上理中汤、小建中汤治不好的脾胃病，要用四逆汤补火生土，也叫补母救子法。可见先天与后天互为根基，后天无先天不立，先天无后天不继。彭子益的圆运动学说，是以中气为根本，道理即在此。但他同时指出：少阴（肾气、命火）有阳气之根，阳根一拔，中气无根，亦死。故我总结一条：生死关头，救阳为急。破格救心汤的创立，也是从这个思路来的，明了了以上机制，就懂了托透法的方方面面，中气不衰，肾气有根，这就是运用托透法的先决条件。

变通大乌头汤是一个复方大剂，以四逆汤法驾驭麻附细法，又重用黄芪运大气，升提下陷中气，固表气，正体现了三阴统于太阴之理。运用要点在加减法中详叙。

李可

9月6日下午郑州

师父本篇作于2010年9月6日，师父在病机要点中总结了辨证治病以及使用托透法的理论依据，读之如醍醐灌顶。在临床应用中确实效果明显见效极快，特别对寒湿痹病带来的疼痛更是效果显著，我用该方治疗了多例颈椎病、腰椎间盘突出、强直性脊柱炎等骨病，均取得了显著疗效，而且在应用中我经常使用生附子和生川乌，更增散寒止痛之功，效果更加明显，生附子与生川乌只要煎煮得法，配伍得当，其效如神，绝无中毒之虞。

关节积液

李丽，女，32岁，2010年6月27日来诊。住豫光花园小区，已婚，育二子。两孩均剖腹产出生，首孩出生后受凉腰疼，腰部发硬10余年，西医诊断：疑似强直性脊柱炎。自述其生完孩子受凉后未及时诊治，以致后来落下大便干结的毛病。现小便黄、少、发热，胃口极差，吃饭甚觉无味，几食不下，味觉基本没有，食盐一把入口而不知咸，其耳下、颊部、胸部点状疼痛难忍。来诊时由其夫搀扶，步履蹒跚，弯腰驼背，夏至刚过却穿长袖棉运动衣和薄保暖裤而不觉热，诊之其双膝关节肿大，在医院抽积液1星期，每次抽5~10ml，激素治疗未效，改投中医治疗，服中药29剂（可能为四妙加五苓散）无效，现在每天拉水泻样大便数次，且每天汗出如雨，口苦咽干，口干渴发黏而不敢饮水，视其带来未服中药，其中麻黄、黄柏、山楂量较大。舌苔后部湿黄，边缘齿印明显，脉弱而弦两尺脉极弱，右寸微似不可触。月经提前不规律，量少发黑，有瘀血块。患者话语中间眼泪涟涟，情绪极其低落悲观，自言已得不治之症，恐惧感极强。

患者生完孩子太阳经受寒而疏于治疗，胞去人空，身体虚弱，抵抗力较差，以致使太阳表邪逐步深入脏腑，入太阴而渐至三阴，阳气衰微，血、水难统，气不化水而致水落下注于关节，加之患者本身体质虚弱，此时应该顾护患者阳气，保护患者胃气，绝不可用苦寒下之，而大败中气，但患者所服中药苦寒药大肆使用，中土横滞之品滥用，使中气在溃败中横滞难运，机械套用经方，南辕北辙，竟服29剂，本身已阳气虚弱，此时更是雪上加霜，大败中土之气，元气更如风中残烛，岂能运水、化水？再服下去，后果不堪设想，然坏病已成，《伤寒论》云：观其脉证，知犯何逆，随证治之。细读李老治疗关节积液方案四则，感知甚深，因才疏学浅，难以完全领悟，以李老治关节积液第三例方案原方加砂仁开于患者（一诊），方如下：

（1）生黄芪45g　防己12g　桂枝10g　赤芍15g
川芎10g　苡仁45g　茯苓30g　泽泻、独活各15g
白术30g　炙甘草10g　白芷10g　鲜生姜5片
大枣12枚　砂仁10g　水煎服，3剂。

（2）白芷240g（研粉）酒煮为糊，分作2包，趁热交替敷于膝部。

6月29日，患者服完2剂后来电，耳下、颊部、胸部点状疼痛减轻，但关节疼痛未减，饭食更是不思，腹胀呕吐小便发黄、热，口中不知滋味，味觉仍如以前。细思其因，认为依旧是其身体阳气虚弱不能冲关，气难运通，中土受苦寒之伐甚重，运转无力，脾胃失和而味觉尽失，阴寒阻隔气不下行，难以运水，师李老意，疑局部冰结不化，患者阳气虚弱，小便不利而积水难去，嘱其在原方上将生黄芪改为60g、泽泻为30g、炙甘草45g，加干姜45g、油桂6g（米丸先吞）。另将李老治疗类风湿性关节炎案例中一外用止疼方书于患者，以解暂时痛苦：

沙苑子、川草乌、红藤、荆芥、防风、当归、鸡血藤、海桐皮、乳没、透骨草、川断、红花、细辛、花椒、伸筋草、威灵仙各30g，乌蛇肉50g，共捣细末，95%酒精600ml拌匀，浸3日后，用陈醋3kg，浸泡7昼夜，睡前以纱布8层浸泡药液置于患处，以电熨斗熨之，干再蘸再熨，连续半个小时。

2010年7月5日，患者服药6剂，来电告知情况：服药后小便增多，关节处变软，积液减少，疼痛与以前不同，以前为胀困疼，现为干热疼痛，水随气去，关节表面突然干燥，自然会出现干热疼痛，唯吃饭仍难以下咽，味觉稍有，腰部困疼。患者情绪依然比较低落，在述说中依然泣之有声。嘱其在原方中加猪苓30g，肾四味各30g，砂仁改为20g，炒麦芽35g，黄芪加至90g。4剂。

患者共服药10剂，因余中间出差，患者直到7月24日再次来诊，曰：最后药剂服完后，胃口大为改观，每顿亦可食饭一碗，关节积液基本消除，大便成形，小便正常，月经量增大，右寸脉跳动明显有力，尺脉仍弱，睡眠改善，走路腰已挺起，精神状态明显好转，脸带笑容，唯午时后常拉稀便，（午时后相火下沉，中土吃力，而患者中气未复，勉力胜任，故可能产生拉肚现象）口中发黏，舌中心湿滑无苔，色如水泼于水泥地，患者周身大气已运，中气逐步来复，信心建立，因此应继续扶正气、运大气，建中燥湿，温水柔木，参李老专辑变方如下：

制天雄45g（日加10～150g）　干姜45g　炙甘草60g

桂枝45g　党参30g　红参15g（另炖）　白术30g

猪苓、茯苓、泽泻、山药各45g　黄芪120g（日加30g~300g）
肾四味120g　吴茱萸30g　芍药20g　生姜70g
大枣25枚　饴糖50g　调服。

加水3kg，熬至300g，3次分服。2剂。

7月26日患者服完2剂后，来电告知服药后呕吐不想吃饭，去吴茱萸，将芍药改为15g，大枣12枚，服3剂，7月29日来电欣喜告知，1年多来首感身体有气，饭量大增，除口中发黏外，自感效果很好，效不更方，嘱其原方服5剂。

患者自从患病以来，精神压力甚大，特别在误服他药后病情加重，几不能食，更是时感生之无望，幸按李老之法辨证施治，对症制方，逐步稳攻，使患者在绝望中看到了希望，重新树立了战胜疾病的信心，其羸弱之躯也在慢慢的向好的方向恢复，更感李老之专辑经验的奥妙。

8月2日患者再次来电述说服药后感觉心慌，每天总有饥饿感，中土燥胜其湿，疾饥不渴。此妇身体懦弱，恐其难胜药力，以缓攻为妙，原方稍作调整：

制天雄改为90g，去饴糖，芍药（改为炒白芍）30g，生半夏30g，生姜45g，6剂。

8月8日，患者再次来诊，诉上次服药后肚饥无度现象消失，思其原因仍可能为饴糖之因，因药店生半夏未能抓到，胃气逆反不降，仍有呕吐无物症状，口中发黏、发苦，然口中已知五味，舌苔已有薄白苔，脉弦弱。古云：脾和而知五味。患者巳土湿寒不升已然回转，戊土仍难顺降，综观其往来症状，四逆汤证为其主证，李老之破格救心汤正对其证，乃引佛济生，制方如下：

制天雄90g（日加5~150g）　干姜45g　炙甘草60g
桂枝45g　党参30g　红参15g（另炖）　白术30g
猪苓、茯苓、泽泻、各45g　山药60g　黄芪300g
肾四味120g　三石各30g　吴茱萸15g　炒白芍45g
柴胡30g　生半夏65g　生南星45g　山萸肉90g
淡豆豉60g　生姜45g　大枣12枚

紫油桂 15g、白芷 15g、砂仁 20g（上 3 味后下）

加水 3.5kg，熬至 300g，3 次分服。21 剂。

时立秋已过而入长夏，长夏补土，宜食甘甜，白糖补中轻重相宜，嘱其每天白糖水适量饮之，每日 2 次，每日酉时为重。

因患者体质过于虚弱，嘱其先服 3 剂后告知服药情况。

8 月 12 日，患者服药 3 剂后告知，服药后背部疼痛，大便不利，小便减少，感觉有些许急躁，然口中已不发黏，津液横生，乃嘱其将原方中党参、白术、生南星去掉，柴胡改为 15g，山药改为 45g，另加乌梅 6 枚、麻黄 10g。

8 月 16 日在灵石向李老诉其病情，李老觉其伏寒太重，应予以乌头剂攻之，乃制方如下：

炙甘草 90g　干姜 90g　生附子 45g

生川乌、黑豆、防风各 30g　白芥子 30g（炒研）

桂枝、白芍、茯苓、泽泻各 45g　五灵脂 30g　生南星 60g

高丽参 15g、止痉散（6g～3 条）（冲服）　黄芪 500g

乌梅 36g　山萸肉 90g　生姜 45g　大枣 12 枚

蜂蜜 150g　麻黄 5g　辽细辛 60g

加水 3.5kg，熬至 300g，3 次分服，药渣重煎泡脚。21 剂。

患者服完药后，停药至今，中间不时过来调整身体，但关节积液追访至 2014 年 5 月亦未再犯，后来经过调理患者脾胃，患者身体逐步健壮，经常可以到自家修理厂去帮忙。

肺结核二例

一、空洞型肺结核

潘某某，男，23 岁，济源马朋人，天津大学就读研究生。

患者于 7 月份确诊为空洞型肺结核，回郑州住院治疗，至 10 月份无明显好转，病情加重，本人无法回来就诊，其姐姐 10 月 15 日前来求助。师父专辑对此病有专门论述，虽未见患者，但病理如此，师师父意，以补中益气汤先服：

黄芪60g　炙甘草30g　高丽参15g（冲）　白术18g

橘皮10g　升麻10g　柴胡10g　当归15g

生龙骨、牡蛎各30g　山萸肉90g　乌梅23g　白及15g

山药45g　水煎服，10剂。

10月27日其姐姐前来，告知服药后明显好转，得效，上方稍作改动：

黄芪150g　炙甘草30g　高丽参15g（冲）　白术18g

橘皮10g　升麻10g　柴胡10g　当归30g

生龙骨、牡蛎各30g　山萸肉90g　乌梅46g

白及15g　山药45g　水煎服，10剂。

患者在郑州服药20剂，效果十分明显，遂于11月10日出院回济源前来治疗，经服药后CT检查，较10月10日结果已经明显好转，部分空洞愈合，患者非常高兴，信心大增。舌胖，齿印，人迎滑、数，潮热。原方继续服用10剂。另按师父专辑意制方培元固本：

培元固本散（胎盘2个）+龟、鹿胶各50g　蛹虫草100g

蛤蚧10对　山药100g　白及100g　川贝100g

煅龙牡各50g　砂米50g

制10g蜜丸，每日3次服。

11月21日三诊：

双脉数，跳动有力，双寸滑濡，尺弱，舌苔变化不大，大便成形，寅时常醒，潮热全部退去，病机以转，制方：

制附片18g　干姜23g　炙甘草30g　黄芪250g

当归45g　柴胡10g　升麻10g　橘皮10g

生龙牡各30g　山萸肉90g　乌梅46g　山药45g

白及30g　高丽参15g（冲服）　五灵脂30g　白术45g

炒麦芽60g　炒谷芽30g　生姜4片　大枣10枚

连服30剂，配服培元固本散。

12月10日患者医院检查，空洞基本全部愈合，心包胸腔积液全无，双侧增大淋巴完全恢复正常。方：

（1）制附片23g　干姜23g　炙甘草30g　黄芪300g
当归45g　柴胡15g　升麻15g　陈皮15g
生龙骨、牡蛎各30g　山萸肉90g　乌梅46g
山药60g　白及30g　五灵脂30g　白术45g
炒麦芽60g　炒谷芽30g　高丽参15g（冲服）　生姜4片
大枣10枚　连服30剂。

（2）另根据师父专辑所载制黄芪保肺膏
黄芪500g　猫爪草250g　百合200g　百部200g
白茅根200g　山药200g　山萸肉200g　党参100g
熟地、生地各100g　天冬、麦冬各100g
鸡内金100g　杏仁100g　茯苓100g　沙参100g
玉竹100g　煅龙骨、牡蛎各100g　功劳叶100g
炙紫菀70g　五味子70g　甘草70g（上药宽水浸泡1夜，熬3遍煎取浓汁备用）
冰糖1500g　梨2500g（榨汁）　姜汁100g（兑入上药）
龟鹿胶、阿胶各50g（化入）　三七粉100g　川贝粉70g
紫油桂粉20g　高丽参100g　紫河车2个（打粉）　白及粉50g
冬虫草50g（打粉）　蛹虫草200g（制粉入上面药液制膏）

（3）继续服用培元固本丸。

2013年8月，患者亲戚前来诊病告知患者已经正常毕业，而且已经找到工作上班。

附：患者全部CT检查报告。

河南省胸科医院
检查报告单

64CT 号：54352

姓 名：潘铮铮 性别：男 年龄：23 岁 检查日期：2012-07-30
科 室：结核四病区 住院号：201206916 报告日期：2012-07-30

检查部位：胸部
临床诊断：肺结核
检查方法： 胸部CT平扫
造影剂及剂量：
影像表现：

两肺多发结节、斑片、片团影，伴多发透光区，部分融合成大片，内见支气管气相，以两上肺尖后段为著。双侧胸腔内见弧形液性密度影。两肺门紊乱。纵隔内见增大淋巴结，气管、主支气管通畅。心包内见弧带状液性密度影。所示胸廓骨质结构、胸壁软组织未见明显异常。

印象：

1，两肺结核伴多发空洞，部分干酪样变
2，双侧胸腔少量积液
3，心包积液
请结合临床

报告医师：于喜红 审核医师：刘继伟 审核日期：2012-07-30

（此影像资料仅供临床医师参考，不做证明）

地址：河南省郑州市纬五路1号 电话：0371-65662976

河南省胸科医院
检查报告单

64CT 号：56631

姓　名：潘铮铮　性别：男　年龄：23 岁　检查日期：2012-09-05
科　室：结核四病区　住院号：201209525　报告日期：2012-09-05

检查部位：胸部
临床诊断：肺结核
检查方法：　胸部CT平扫
造影剂及剂量：
影像表现：

两肺多发结节、斑片及片团影，伴多发透光区，以两上肺尖后段为著，两上肺部分病灶蜂窝状改变。双侧胸腔内见弧形液性密度影。两肺门紊乱。两侧腋窝及纵隔内见增大淋巴结，心包内见弧带状液性密度影。所示胸廓骨质结构、胸壁软组织未见明显异常。

印象：

1、两肺结核伴多发空洞，部分干酪样变
2、双侧胸腔少量积液，心包积液
3、纵隔及两侧腋窝淋巴结增大
请结合临床，对比原片

报告医师：王建军　审核医师：　审核日期：2012-09-05

（此影像资料仅供临床医师参考，不做证明）

河南省胸科医院
检查报告单

64CT　号：58443

姓　名：潘铮铮　　性别：男　　年龄：23岁　　检查日期：2012-10-10
科　室：结核四病区　　住院号：201209525　　报告日期：2012-10-10

检查部位：胸部

临床诊断：肺结核

检查方法：胸部CT平扫

造影剂及剂量：

影像表现：

两肺多发结节、斑片及片团影，伴多发透光区，以两上肺尖后段为著，两上肺部分病灶蜂窝状改变。双侧胸腔内见弧形液性密度影。两肺门紊乱。两侧腋窝及纵隔内见增大淋巴结，心包内见弧带状液性密度影。所示胸廓骨质结构、胸壁软组织未见明显异常。

印象：

1、两肺结核伴多发空洞，部分实变
2、双侧胸腔少量积液，心包积液
3、纵隔及两侧腋窝淋巴结增大
请结合临床，对比原片

报告医师：杨慧　杨慧　审核医师：[签名]　审核日期：2012-10-10

此影像资料仅供临床医师参考，不做证明。

地址：河南省郑州市纬五路1号　　电话：0371-[illegible]

河南省胸科医院
检查报告单

CT 号：60095

姓　名：潘铮铮　　性别：男　　年龄：23 岁　　检查日期：2012-11-06
科　室：结核四病区　　住院号：201209525　　报告日期：2012-11-06

检查部位：胸部
临床诊断：结核
检查方法：胸部CT平扫
造影剂及剂量：
影像表现：

两肺多发结节、斑片及片团影，伴多发透光区，以两上肺尖后段为著，两上肺部分病灶蜂窝状改变。双侧胸腔内见弧形液性密度影。两肺门紊乱。两侧腋窝及纵隔内见增大淋巴结，心包内见弧带状液性密度影。所示胸廓骨质结构、胸壁软组织未见明显异常。

印象：

两肺结核伴空洞，两上肺局限实变
结合临床考虑

报告医师：郑一　　审核医师：杨瑞　　审核日期：2012-11-06

（此影像资料仅供临床医师参考，不做证明）

地址：河南省郑州市纬五路1号　　电话：0371-65662976

二、浸润型肺结核

李某某，男，38 岁，东马棚人 2013 年 11 月 9 日来诊。

浸润性肺结核，在市防疫站以西药治疗 2 个月，效果不明显，服过成药补中益气丸，舌尖红，苔粉白，双手关节、膝盖、脚底疼痛，常服止痛药、激素止痛，近期出现胃反酸，面黄，食差，双脉弦紧细弱。

患者在青海打工时查出肺结核，家境较差，患者入赘女家，心情抑郁，常以酒解闷，加之风寒劳累，饮食不节，患有风湿，脾胃功能较差，中土虚寒导致肺金虚弱而致病，必须以补中贯彻始终。

诊：寒土累金，寒湿内阻胶结痰瘀。补中为先。

黄芪 120g　当归 30g　山药 45g　党参 30g
五灵脂 30g　肾四味各 15g　制附片 23g　干姜 23g
炙甘草 45g　白术 30g　麦冬 15g　焦曲楂各 30g
升麻 15g　柴胡 30g　桔梗 10g　陈皮 10g
大枣 10 枚　生姜 45g　水煎服，7 剂。

2013 年 11 月 17 日：食纳未改善，夜子丑时醒来有恶心、吐酸，便稀软，精神稍好。子丑为肝胆二经主令，患者脾胃太过虚弱，木气风盛，横克脾土，固有半夜脾胃不舒之状，继续补中。

黄芪 120g　当归 45g　山药 45g　党参 30g
五灵脂 30g　肾四味各 20g　生龙骨、牡蛎各 30g
山萸肉 60g　生半夏 65g　焦曲楂各 45g　白术 30g
升麻 10g　柴胡 10g　桔梗 10g　陈皮 10g
生姜 45g　水煎服，7 剂。

2014 年 3 月 1 日：患者由于服用中药不适应，几个月来服用西药效果不明显，但一直坚持服用补中益气丸，体重增加，脉沉，舌粉白，为其制黄芪保肺膏和培元固本散服用：

1. 黄芪保肺膏

黄芪 500g　猫爪草 250g　百合 200g　百部 200g

白茅根 200g	山药 200g	山萸肉 200g	党参 100g
熟地 100g	生地 100g	天冬 100g	麦冬 100g
鸡内金 100g	杏仁 100g	茯苓 100g	沙参 100g
玉竹 100g	煅龙骨 100g	煅牡蛎 100g	功劳叶 100g
紫菀 70g	五味子 70g	甘草 70g	

上药宽水浸泡 1 夜，熬 3 遍浓缩备用。

另：三七粉 100g　川贝粉 70g　肉桂粉 10g　龟鹿胶、阿胶各 50g

紫河车 1 个（打粉）　金蝉花 100g　高丽参 100g

白及粉 100g　上药制粉入上药汁，并加入下面 3 味药收膏。

梨 2500g（榨汁兑入）　姜汁 100g（兑入）　冰糖 1500g（化入）

每日 3 次，每次 15g。

2. 培元固本散

紫河车 2 个	龟鹿胶各 50g	蛤蚧 6 对	金蝉花 100g
三七 50g	高丽参 50g	五灵脂 50g	琥珀 50g
灵芝孢子粉 100g	川贝 50g	煅龙骨 50g	煅牡蛎 50g
肉桂 20g	砂米 50g		

制粉，炼蜜为丸（10g），每日 2 次。

2014 年 6 月 20 日：患者上药服完后，自感身体大为好转，食眠俱佳，二便调，去医院化验仍呈阳性，赴新乡又以西药治疗 1 个月，服药后身体状况急剧下降，失眠，纳呆，低烧等以前诸多不适又重新出现，仍以原来制黄芪保肺膏和培元固本散原方服用。

2014 年 10 月 7 日：培元固本散服完，中间因工作劳累，伤风，以五虎汤（葱头、生姜、大枣、黑豆、乌梅）解之，双脉匀和有力，人迎沉滑，体重增加，面色和，仍以黄芪保肺膏和培元固本散各一料善后。

12 月，患者来店，现在在某洗浴中心做维修工作，入冬以来从未感冒，食纳、睡眠均好，精神好，每天仍服补中益气丸，嘱其注意劳逸结合，避免感冒受寒。

鼻炎二例

一、李某，女，沁阳人，15岁，柏乡镇高中读高一。2011年11月16日来诊。6岁发现鼻子流浓鼻涕，按鼻炎治疗至今未愈。舌尖红，舌体稍胖，大便干，食少，痛经，双脉微细，尺脉尤弱。问其母亲，多年来吃消炎药、清火药治疗鼻炎，效果较差，停药即犯，多年的苦寒已经对孩子的身体造成了影响，每次来经都腰腹困痛难忍，经常需请假回家。

诊为厥阴伏寒，中土虚馁，辛金沉降不力。制方如下：

当归25g　通草15g　细辛15g　炙甘草15g
桂枝25g　乌梅6个　吴茱萸10g　制附片30g
生半夏30g　白术25g　党参25g　白芍20g
苍耳子15g　生山药10g　姜炭10g　生姜45g
大枣12枚

水2.5kg，熬至400g，3次服。6剂。

2011年11月23日二诊。服药6剂，症状大为减轻，腰困，膀胱经循行处发困，伏寒渐化，开玄府托邪外出，制方如下：

制附片30g　麻黄10g　细辛15g　炙甘草15g
肾四味各15g　苍耳子10g　辛夷10g　白术9g
党参9g　五灵脂9g　白芷6g　吴茱萸10g
生姜3片　大枣10枚

加水2kg，熬至300g，3次分服。6剂。

2011年10月30日三诊。服药12剂，所有鼻炎外证消失，食欲佳，便可。脉沉缓，关弱。师父提出的鼻炎痼疾从肾论治，确实是不易之理。由于过多服用苦寒药物，中土虚寒，扶正固本，运中土以溉思维，考虑患者家在农村，经济条件一般，制一方如下：

制附片23g　干姜23g　炙甘草30g　党参45g

每星期吃2～3次。

补火生土，补土伏火，相辅相成，以运中土。

近年来发现，现在的小孩子身体素质不容乐观，幼儿园和小学生有很多存在着消化不良，极易感冒、发烧、上火，有一部分孩子，只要有任何的流行感冒或者其他疾病，都逃脱不了，经过一些交流和调查，造成这个的原因不外乎以下几个方面：

（1）饮食过于精细，忽略了一些粗纤维在人体的作用。

（2）城市的水泥路面和高楼大厦阻碍了孩子接触土气的机会。脾胃属土，离开了土，脾胃怎能安稳。

（3）某些不负责任的医生，随意给小孩子使用寒凉、抗生素，经常用输液来作为治疗手段。

（4）父母成了医生，逛药店象逛超市，随意给孩子购买健胃、清火、消炎等药品，一旦孩子出现一些病症，立即就用上了，久而久之，使得孩子的脾胃受到极大的损伤，有些孩子延续到高中以致终身。西药抗生素的泛滥随意使用，对中国的孩子来讲又是一次鸦片战争，如果说鸦片摧毁的是部分意志不坚定的成年人，而抗生素苦寒药物的随意使用则是在摧毁我们的未来，摧毁我们的根基。

二、李某，男，33岁，2013年12月8日来诊。

左侧头疼多年，CT检查左侧上颌窦及筛窦炎，双侧上颌窦囊肿，鼻中隔偏曲，右侧下鼻甲略大，便每日2~3次，或成形或不成形，嘴苦有味，小便淋漓，齿印、腮印，舌中腻苔，舌底鱼白，舌边瘀红，双脉沉细，尺微，神差乏力，梦多。

诊：鼻渊，寒侵三阴。解表为先。

（1）麻黄10g　制附片45g　细辛45g　肾四味各30g

党参45g　五灵脂30g　苍耳子10g　辛夷15g

鹅不食草45g　青黛10g（包）　生姜45g　大枣12枚

加水2.5kg，熬至300g，3次分服。7剂。

（2）苦丁香适量搐鼻，黄水流尽停，另嘱其节制房事。

2013年12月21日：右关滑如珠，双脉沉细，头痛减轻，嘴中有味，便每日1次，无拉肚感，身上油感强，需常洗澡，服药后腹中有所不适，未用苦丁香搐鼻。多年寒邪侵扰太阴，阳明升降失司，制方：

麻黄15g　炮附片45g　细辛45g　肾四味各30g
党参45g　五灵脂30g　苍耳子10g　辛夷15g
鹅不食草45g　青黛10g（包）　柴胡63g　黄芩25g
生半夏65g　炙甘草45g　茯苓30g　砂仁15g
生姜45g　大枣12枚

加水2.5kg，熬至300g，3次分服。7剂

2014年1月19日：中间用苦丁香搐鼻后鼻腔肿大，苦不堪言，流黄水至今，感觉鼻腔有少许轻松。脉沉弱，右关沉滑，大便干，纳差，身上油感强。

（1）麻黄10g　制附片45g　细辛45g　肾四味各30g
党参45g　五灵脂30g　苍耳子10g　辛夷15g
鹅不食草30g　青黛10g（包）　生半夏65g　炙甘草45g
茯苓30g　砂仁15g　生姜45g　大枣12枚

加水2.5kg，熬至300g，3次分服。7剂。

（2）久病及肾，培元固本，制培元固本散：

培元固本散+川贝100g　蛤蚧4对　炮甲珠50g
肉桂30g

制粉，3g/次。

2014年4月15日：

粉药服完，头痛症状大减，鼻腔通透，身上油腻感已经改善，继服培元固本散：

紫河车1个　鹿茸、三七、高丽参、五灵脂、琥珀各60g
蛤蚧4对　川贝50g　肉桂30g　砂米50g
炮甲珠50g　金蝉花60g

配服同仁堂鼻通丸。

2014 年 11 月，患者告知，服药到现在，身上油腻感大减，头痛等症状均消失，嘱其注意饮食清淡，节制房事，适当进行锻炼。

外感高热

程某，女，18 岁，2013 年 10 月 21 日来诊。

患者感受风寒，高热 39℃，唇红面赤，双脉沉数，但患者正值经期，恐寒入血室，先出方：

柴胡 125g	黄芪 45g	党参 45g	乌梅 46g
甘草 30g	生半夏 65g	桔梗 30g	荆芥 10g
防风 15g	生姜 45g	带须葱头 4 个	黑豆 30g

1 剂，二煎混匀，药汁重煎 5 分钟。

服药后，体温一度降至 37℃，于当晚重新升起至 39℃，家人恐慌，去医院打退烧针，医院言服中药恐有冲突而推脱不治，家人自行购小柴胡口服液服用。第二日中午，其家人来电，体温又高热 39℃不退，下午 3 时来诊：患者精神萎靡，高热 39.5℃，有轻微咳嗽，拉稀，患者脉沉细、数，病已传经入里，书方：

麻黄 15g	制附片 30g	细辛 45g	干姜 45g
生半夏 65g	五味子 30g	生石膏 250g	杏仁 28g
炙甘草 45g	党参 30g	乌梅 46g	生姜 45g
大枣 12 枚			

患者家属晚 6 时来电，服药 1 小时后体温不降反升，告知勿惊，继续观察，半小时后来电，体温下降 0.5℃，嘱其继续观察，7 时半，体温又下降 0.3℃，8 时半又有所下降，体温持续缓慢下降，得效。

次日早 8 时来电告知：昨晚后半夜至此，体温稳步下降，现在体温已经恢复正常上班。

表邪内陷（心肌炎）

乔敏，女，14岁，2012年8月24日来诊。

8岁时，因一次感冒而入院，后被诊断为心肌炎而多方求医治疗多年，出院后经常发作，颇有规律，立秋后比较明显，每年秋冬交替之际，家人如逢大敌，战战兢兢，稍有不适即奔医院，整个冬天基本在医院度过，多年来其父母身心疲惫不堪，前后治病花去近30万元，其经营多年之养猪场亦陷入困境，中间曾有人介绍去灵石找师父，由于多方原因未能成行。

孩子多年来受尽磨难，已经无法正常上学，为了治病早已辍学在家，可悲矣！年少辍学，远离知识教育，人生轨迹已然转变，对孩子的一生造成了不可估量的损失。现常易激动，脾气急躁，面色㿠白，舌红，便难，多日一行，脉迟、结，一息二至，寸口滑弱，迟弱。

诊：太阳表邪失治内陷，逆传心包。救逆为急。制方：

制附片45g（日加5～60g）　干姜45g　炙甘草60g
三石各30g　山萸肉90g　高丽参15g（冲服）　五灵脂30g
生半夏65g　白术45g　桂枝45g　白芍30g
茯苓30g　山药45g　肾四味各30g
檀香、沉香、降香、木香各5g（后下）　肉桂10g（后下）
砂仁15g（后下）　麝香0.2g（顿服）　生姜45g　大枣12枚

加水3kg，熬至300g，3次分服，药渣重煎泡脚。14剂，旬7。

9月4日：服药7剂，大便次数增多，脉象未变，舌质淡红，嘱其继续服药。

2012年9月17日二诊

服药14剂，脉迟缓，但较前有力，轻微感冒一次，未服药自行好转，停药大便即干，服药期间大便稀软，矢气多，极臭。制方：

制附片60g（日加5～90g）　干姜45g　炙甘草60g
三石各30g　山萸肉90g　高丽参15g（冲）　五灵脂30g

生半夏65g	麻黄10g	细辛30g	白术45g
桂枝45g	白芍30g	茯苓30g	山药45g
肾四味各30g	檀香、沉香、降香、木香各5g(后下)		肉桂10g（后下）
砂仁30g（后下）	麝香0.1g（顿服）	生姜45g	大枣12枚

加水3kg，熬至300g，3次分服，药渣重煎泡脚。21剂，旬7。

9月23日患者第二次取药时反应服药呕吐，将麻黄减为5g，细辛减为15g后症状消失。

2012年10月8日三诊

脉迟缓有力，阳明、厥阴经循行部位（双眼睑、双小腿足三里、双腿弯处、双膝内侧、双手背、双臂内侧）出红疹，痒痛难忍，约持续2~4日自行消失，伏邪外透，极佳！制方：

制附片100g（日加5~200g）		干姜60g	炙甘草90g
三石各30g	山萸肉90g	高丽参15g（冲）	五灵脂30g
生半夏65g	麻黄10g	吴茱萸15g	细辛45g
白术45g	桂枝45g	白芍45g	茯苓45g
山药60g	肾四味各30g	檀香、沉香、降香各10g（后下）	
肉桂10g（后下）	砂仁30g（后下）	生姜45g	大枣12枚

加水3kg，熬至300g，3次分服，药渣重煎泡脚。21剂。

10月15日，患者来店，双脉跳动一息三四至，手厥阴经循行部位重新透红疹，便稀软，每日2~3次，孩子经受磨难，极为懂事，每天自行服药，不用督促。小孩子童体轻灵，一拨即转，圆运动复原极快，现该病转机已现。

2012年10月31日四诊

服药1月，双脉跳动有力，一息四至，迟结脉象消失，面色红润自然，舌质红润淡苔。病机已转，圆运动复原，及时固本培元。

（1）上方14剂，每剂药服2天。

（2）培元固本散：

紫河车1个	参须50g	五灵脂50g	琥珀50g

灵芝孢子粉 50g　三七 100g　炮甲珠 30g　鹿茸 50g
砂米 50g　粉葛根 30g　止痉散（60g－30 条）　蛤蚧 6 对
安桂 20g　蛹虫草 50g　炮附片 100g

制粉，3g/次，3 次/日，热黄酒冲服。

服药期间如有发热等外感之状，以五虎汤解之：

黑豆 30g　生姜 45g　大枣 10 枚　带须葱头 8～10 个
乌梅 46g

患者至今身体无任何不适，精神状态极好，其父母也利用农闲外出打工，仍嘱其在冬至日服四逆汤 1 剂。追访至 2014 年 10 月，患者康健，仅有 2 次感冒，服五虎汤后解困。现在孩子性格开朗活泼，但因为年龄关系，已经无法再回学校，甚是无奈。

患者治疗期间，对于附子的用量一直犹豫不决，毕竟孩子年幼，能否经受如此大的附子量，心中一直忐忑不安，后电话请教师父，师父语气坚决，只要病情需要，不分老幼，坚决用之，才敢继续大胆用药直至收功，自此在我心里，对师父的学说才逐步有李可法度的概念。追访至 2014 年底，一切正常。

高血压

王某某，男，50 岁，新密人，2013 年 1 月 27 日来诊。

病情：高血压、高血糖，腰困，颈椎不适，背部紧，近 2 年来明显感觉性功能大为减弱，口干，双脚发热。左关滑动，双尺弱，且中上脉洪劲，右脉结代，舌中裂纹，绛，边缘齿印。

诊：元阳虚弱致百病丛生。

制附片 45g（日加 5～60g）　干姜 60g　炙甘草 60g
三石各 30g　山萸肉 90g　野丹参 120g　肾四味各 30g
桂枝 45g　白术 45g　茯苓 30g　生晒参 30g（捣）
五灵脂 30g　生半夏 65g　吴茱萸 15g　生姜 45g

大枣 12 枚　　　核桃 6 个（打）

加水 3kg，熬至 300g，3 次分服。7 剂。

2013 年 2 月 15 日二诊：后背酸困减轻，血压稳定，感觉诸症均轻，但口干双脚发热未减，小便有泡沫，脉劲，舌红。

制附片 60g（日加 5 ~ 90g）　　干姜 60g　　炙甘草 60g

三石各 30g　　山萸肉 90g　　野丹参 120g　　肾四味各 30g

桂枝 45g　　白术 45g　　茯苓 45g　　泽泻 45g

黄精 30g　　生晒参 30g（捣）　五灵脂 30g　　生半夏 65g

吴茱萸 30g　　生姜 45g　　大枣 25 枚　　核桃 6 个（打）

加水 3kg，熬至 300g，3 次分服。14 剂。

2013 年 3 月 24 日三诊：停药 20 余天，病情反复。

制附片 90g（日加 5 ~ 150g）　　干姜 60g　　炙甘草 90g

三石各 30g　　山萸肉 90g　　野丹参 120g　　肾四味各 30g

盐巴戟肉 30g　　白术 45g　　茯苓 45g　　泽泻 45g

山药 60g　　吴茱萸 30g　　高丽参 15g　　止痉散（6g - 3 条）（冲服）

生半夏 130g　　桂枝 45g　　白芍 45g　　五灵脂 30g

沉香 10g、檀香 10g、降香 10g、肉桂 10g（后下）　　砂仁 30g（后下）

生姜 75g　　大枣 25 枚　　核桃 6 个（打）

加水 3.5kg，熬至 300g，3 次分服，药渣重煎泡脚。30 剂。

2013 年 4 月 29 日：服药期间，太阳、阳明、厥阴经循行部位分别出红疹、疱疹，痒、痛，持续 3 ~ 5 天消失，口干、双脚发热完全消失，精神好，小便稍黄，仍有少许泡沫，血压变化不大，血糖比以前上下波动减轻，舌质红，舌根有少许燥黄苔，停药后大便很正常，双脉较为匀和。伏邪外透，身体圆运动逐步复原，乘胜追击，托邪外出，并以培元固本散善后：

（1）原方制附片 150g（日加 10 ~ 200g），加麻黄 10g、细辛 45g、猪苓 45g。连服 14 剂停药。

（2）制培元固本散

培元固本散＋炮附片 300g　　止痉散（100g－100 条）

粉葛根 100g　砂米 50g　蛤蚧 10 对　炮甲珠 150g

藏红花 100g　紫油桂 30g　炙甘草 100g　沉香 100g

川贝 50g

制粉，3g/次，3 次/日，热黄酒送服。

2013 年 10 月 2 日携全家来济源，言已完全没有病象，精神、身体均好。

痰湿内阻之高血压

白某某，男，49 岁，新密人，2013 年 3 月 10 日来诊。

血压高，凌晨有胸闷痛，乏力，小便淋漓，因突发心脏病曾入院治疗 2 次，服降压药，面暗，舌淡、湿，边缘齿印明显，右脉劲，左寸滑弱，左关弦紧，双尺弱。

诊：痰湿内阻。

炙甘草 120g　白术 45g　茯苓 45g　泽泻 45g

制附片 45g（日加 5～60g）　干姜 60g　三石各 30g

山萸肉 90g　野丹参 120g　生半夏 65g　红参 30g（另炖）

五灵脂 30g　山药 45g　檀香、降香、沉香、肉桂各 10g（后下）

砂仁 30g（后下）　桂枝 45g　白芍 45g　生姜 45g

大枣 12 枚　麝香 0.2g（顿冲）

加水 3kg，熬至 300g，3 次分服。7 剂。

2013 年 4 月 19 日：服药期间大便次数增加至每日 3 次，停药近 1 个月，身体感觉较为舒适，前几日又觉得不适，以前的症状又出现，但较以前轻了许多，寸口脉起，舌淡齿印。

炙甘草 120g　白术 45g　茯苓 45g　泽泻 45g

制附片 60g（日加 5－90g）　干姜 60g　三石各 30g

山萸肉 90g　野丹参 120g　生半夏 130g　吴茱萸 30g

红参 30g（另炖）　五灵脂 30g　山药 45g

檀香、降香、沉香、肉桂各 10g、砂仁 30g（后下） 桂枝 45g

白芍 45g　　生姜 75g　　大枣 25 枚

加水 3kg，熬至 300g，药渣重煎泡脚。14 剂。

2013 年 10 月 29 日：服破格救心汤 21 剂后停药至今，期间出现过两次心口闷痛，其他症状大减，唯血压高，双脉弦紧，舌湿滑。

制附片 100g　　干姜 60g　　炙甘草 90g　　党参 45g

五灵脂 30g　　生半夏 130g　　三石各 30g　　山萸肉 90g

野丹参 120g　　桂枝、白芍、白术、茯苓、泽泻各 45g

吴茱萸 30g　　鬼针草 15g　　毛冬青 15g

檀香、降香、沉香、肉桂各 10g（后下）　　砂仁 30g（后下）

红景天 30g　　生姜 75g　　大枣 25 枚

加水 3kg，熬至 300g，3 次分服，药渣重煎泡脚。14 剂，服完后停药。

2014 年 3 月 3 日：自从去年服药后，胸闷等症状基本消失，血压也趋于稳定，精神好，最近出现双膝盖疼痛，上楼更甚。制方：

麻黄 10g　　制附片 100g　　干姜 60g　　炙甘草 60g

三石各 30g　　山萸肉 90g　　黄芪 250g　　党参 4g

细辛 45g　　五灵脂 30g　　生半夏 65g　　怀牛膝 45g

茯苓 45g　　泽泻 45g　　肾四味各 30g　　生姜 45g

大枣 12 枚　5 剂

另：配服同仁堂木瓜丸 2 瓶。

其妻 48 岁，常有心口憋闷，遇事更甚、恐惧，便可，眠可，舌红无苔，双尺微，脉沉弱，血压偏高，诸证合参，诊为奔豚证：

山药 45g　　红参 30g（另炖）　　五灵脂 30g　　制附片 45g

三石、煅紫石英各 30g　　山萸肉 60g

怀牛膝、茯苓、泽泻各 45g　　炙甘草 30g　　吴茱萸 15g

肾四味各 30g　　沉香 9g、肉桂 10g、砂仁 30g（后下）

生姜 45g　　大枣 12 枚

加水2.5kg，熬至300g，3次分服。5剂。服完后来电告知症状消失。

心脏病五例

一、狄某某，女，50岁，济源市东马棚人。2012年12月17日来诊。病情：近期频发胸闷气短，眠差寐艰，便不成形，且一日多行，肾结石直径1.2cm，双颊绯红，高血压，每日服降压药，脉劲，寸口浮滑，左脉弦细，舌淡，边缘齿印。

诊：痰湿内阻。方：

瓜蒌45g　薤白30g（上两味用白酒150浸泡20分钟入煎）

制附片45g（日加5～60g）　干姜60g　炙甘草60g

三石各30g　山萸肉90g　党参30g　五灵脂30g

丹参120g　生半夏65g　肾四味各30g　白术45g

茯苓45g　泽泻45g　檀香、降香、木香、肉桂各10g（后下）

砂仁30g（后下）　生姜45g　大枣12枚

加水3kg，熬至300g，3次分服。7剂。

2012年12月27日二诊：胸闷气短症状明显改善，双脉搏动有力，较前缓和，舌红，得效守方。原方制附片60g（日加5～90g）7剂。2013年1月14日，患者告知，睡眠大为改善，所有症状均减轻或消失，便可，停药后成形。时值三九，万物不生，宜藏勿动，安阳为主，养阳为要，患者为电焊工，每日劳累，身体虚亏，特嘱每日服金匮肾气丸，另每日服用同仁堂苏合香丸至立春。

2013年3月20日患者因太阳伤寒失治，丑寅时咳嗽剧烈（此为肝胆有热），白日咳嗽白痰，方：

（1）麻黄10g　制附片30g　细辛30g　干姜45g

生半夏45g　五味子45g　炙紫冬各45g　川芎45g

白芷10g　麦冬20g　生姜45g　大枣12枚

水煎服，2剂。

（2）柴胡10g，白芍10g，枳实10g，炙甘草10g，晚上11点前顿服以治肝胆之热。

2013年4月8日：服上药方后诸症均消，但自从感冒后感觉心脏不舒，又有胸闷气短的症状，诊其右脉沉，左脉劲，左关沉滑，承原意制方：

瓜蒌45g　　薤白30g（上两味用白酒150ml浸泡20分钟，入煎）

麻黄10g　　制附片90g　　细辛45g　　干姜60g

炙甘草60g　　三石各30g　　山萸肉90g　　党参45g

五灵脂30g　　生半夏65g　　肾四味各30g　　白术45g

茯苓45g　　泽泻45g　　砂仁30g（后下）　　生姜45g

檀香、沉香、降香、木香、肉桂各10g（后下）

大枣12枚

加水3kg，熬至300g，3次分服，药渣重煎泡脚。7剂。

2013年4月17日：服药后（第2剂起）脖颈、后背困疼，脉匀缓有力，寸口弱，舌红，有上火的症状，伏邪外透太阳，上方加葛根75g，乳香、没药各10g，制附片（日加10～150g），连服14剂。

2013年5月8日：症状均消，天气变化则感不适，现已立夏，仍需扶阳散其内寒。

瓜蒌45g　　薤白30g（上两味用白酒150ml浸泡20分钟入煎）

制附片150g　　干姜60g　　炙甘草60g　　三石各30g

山萸肉90g　　党参45g　　五灵脂30g　　丹参120g

生半夏130g　　肾四味各30g　　桂枝、白芍各45g

吴茱萸30g　　檀香、降香、木香、肉桂各10g、砂仁30g（后下）

生姜45g　　大枣25枚

加水3.5kg，熬至300g，3次分服，药渣重煎泡脚。30剂连服。

另制培元固本散：大三七、参须、五灵脂、琥珀、灵芝孢子粉各100g

紫河车2个　　鹿茸、炮甲珠、血竭、生水蛭、虻虫各50g

清全虫50g　　蜈蚣100条　　粉葛根100g　　蛤蚧4对

蛹虫草150g

制粉，5g/次，3次/日，热黄酒送服。

2013年12月31日：已经无任何不适症状，自服培元固本散自今，身体感觉特别舒适，睡眠饮食俱佳，每日工作劳累也无不适，因去外地施工，要求携带粉药一剂常服：

大三七200g　参须、五灵脂、灵芝孢子粉各100g　紫河车2个

鹿茸、炮甲珠、血竭、生水蛭、虻虫、土元各50g　清全虫100g

蜈蚣100条　肉桂30g　砂米50g　红花150g

琥珀50g　炮附片200g　干姜100g　炙甘草100g

粉葛根150g　蛤蚧5对　金蝉花100g　海螵蛸30g

制粉，5g/次，2次/日，热黄酒送服，常服保健。

二、段某某，男，33岁。2013年9月29号诊。

心跳快，检查为心脏早搏，2年来每日必服美托洛尔3次，双手掌潮红出汗，小便浑浊，便不成形。患者对中医治疗心脏病心存疑虑，暂服2剂一试：

制附片45g　干姜60g　炙甘草60g　三石各30g

山萸肉90g　桂枝、白芍、白术、茯苓、泽泻、山药各45g

吴茱萸15g　党参45g　五灵脂30g　生半夏130g

檀香、降香、木香、沉香、肉桂各10g　砂仁30g（后下）

生姜45g　大枣12枚

加水2.5kg，熬至300g，3次分服。2剂。

10月2日，患者感觉服药2剂后较为舒适，愿继续服药，嘱其在服用中药时可将西药减量，原方不动，制附片每日累加5g。

2013年10月19日：患者上方又继续连服11剂，制附片累加至90g，美托洛尔减为每日1次，便稀软，每日2~3次，双手掌潮红大减，精神较前大为改观，双脉匀缓。

上方制附片100g，药渣重煎泡脚。7剂。

2013年11月3日：患者自觉服药后所有症状有极大改善，原方制附片每

日加5g，持续累加，另加肾四味各30g，鼓舞肾气。

2013年12月14日：停药约1个月，双掌外侧潮红又现，双脉匀和，便稀，小便浑黄，舌苔粉，美托洛尔已经完全停服：

制附片100g（日加10～150g）　干姜60g　炙甘草60g
三石各30g　山萸肉90g　党参45g　五灵脂30g
生半夏130g　檀香、降香、沉香、肉桂各10g　砂仁30g（后下）
白术45g　茯苓45g　泽泻45g　山药45g
桂枝45g　白芍45g　生姜75g　大枣12枚
麝香0.1g（顿冲）

加水3kg，熬至300g，3次分服。7剂。

制培元固本散：

三七100g　高丽参100g　五灵脂100g　琥珀100g
灵芝孢子粉100g　紫河车2个　鹿茸50g　炮甲珠50g
血竭50g　生水蛭50g　藏红花50g　止痉散（100g－100条）
粉葛根100g　蛤蚧3对

制粉，3g/次，每日3次，热黄酒送服。

2014年5月，患者带其他人过来就诊时，告知已经停服所有药物，每日打篮球，精神健硕，眠饮俱佳。

三、段某，男，36岁，交警队工作。

心跳较快120次/分，舌绛，舌边瘀痕明显，经常晚上突发心口疼痛，上楼气喘，便稀，每日2～3次，夜睡呼气浊。双尺弱，双脉数，血压偏高95/120mmHg。

诊：痰湿内阻

制附片45g　干姜60g　炙甘草60g　三石各30g
山萸肉90g　桂枝45g　白芍45g　茯苓45g
山药45g　党参45g　五灵脂30g　生半夏65g
野丹参120g　九节菖蒲30g　生姜45g　大枣12枚

加水2.5kg，熬至300g，3次分服。7剂。

2013年12月25日：左脉浮数，寸口沉弱，右关弱，尺弱，舌湿滑，绛，服药期间便每日2次，黑、软，停药则先干后稀，因工作繁忙，熬药不便，制冠心培元固本散一料：

三七、高丽参、五灵脂、血琥珀、灵芝孢子粉各100g

止痉散（100g－100条） 蛤蚧4对 紫河车2个

血茸片、炮甲珠、生水蛭、藏红花各50g 粉葛根150g

金蝉花50g 肉桂30g 土元50g 火麻仁50g

炮附片200g 制粉，5g/次，3次/日，热黄酒送服。

2014年11月份，遇见患者，告知，粉药服完后，眠饮再服他药，自觉身体好转很多，晚上没有再出现心口疼痛的症状。

四、李某，女，70岁，山西阳城人，2013年6月14日诊。

昨夜突发心衰，喘不得出，胸口闷痛，入济源市人民医院急救，因其夫患癌症一直在我处坚持重要治疗，今日病情缓和前来求治。其脉寸口沉滑如晃荡小舟，制方如下：

（1）制附片45g 干姜60g 炙甘草90g 三石各30g

山萸肉90g 党参60g 五灵脂30g 野丹参120g

生半夏130g 山药45g 白术、桂枝、白芍、茯苓、泽泻各45g

沉香10g、檀香10g、降香10g、肉桂10g、砂仁30g（后下）

肾四味各30g 生姜75g 大枣12枚 核桃6个（打）

葱白4段

加水3kg，熬至300g，3次分服。7剂。

（2）同仁堂苏合香丸，每次1丸，每日2次。

2013年6月21日二诊

患者气色较好，自述服药后诸症均消，生活如常，无任何不适，患者年轻很少服药，对药比较敏感，但诊其脉迟缓、结代，饮食排便较以前大为改观，表证虽去，但顽症犹在，不可掉以轻心，原方7剂继续服用。

2013 年 6 月 30 日，患者由于家里有病人需要照顾，不再继续熬药，配粉剂一料如下：

鹿茸 100g　　大三七 100g　　参须 100g　　五灵脂 100g
琥珀 100g　　紫河车 2 个　　炮甲珠 50g　　血竭 50g
水蛭 50g　　虻虫 50g　　清全蝎 100g　　蜈蚣 100g
蛤蚧 10 对　　粉葛根 100g　　紫油桂 30g　　川贝 50g
藏红花 50g

制粉，每次 5g，每日 3 次。

8 月份遇见患者，患者精神极好，语音朗朗，其脉和缓，饮食睡眠俱佳，仍坚持服用粉剂，且喜不自胜。

五、李某某，女，66 岁，2014 年 3 月 19 日。

西医检查二尖瓣关闭不严，上楼喘气，眠差，便差，舌暗红，双脉沉弦、紧，左关弱滑，寸口沉滑。

痰湿内阻，风木不舒。

制附片 30g　　干姜 60g　　炙甘草 60g　　三石各 30g
山萸肉 90g　　党参 45g　　五灵脂 30g　　生半夏 65g
丹参 60g　　郁金 15g　　柴胡 6g
檀香、降香、肉桂各 10g　　砂仁 30g　　生姜 45g
大枣 12 枚　　麝香 0.2g（顿冲）

加水 2.5kg，熬至 300g，3 次分服，药渣重煎泡脚。5 剂。

2014 年 3 月 29 日：药后症状大减，双脉弦紧去，右脉有力搏指，左脉稍沉，寸口滑象去，舌淡、湿滑，暗红象去，矢气多，便稀软，右膝关节痛，服药初期眠可，最后眠差。

制附片 45g　　干姜 60g　　炙甘草 60g　　三石各 30g
山萸肉 90g　　党参 45g　　五灵脂 30g　　生半夏 65g
丹参 60g　　郁金 15g　　柴胡 6g　　大枣 12 枚
檀香、降香、沉香、肉桂各 10g　　砂仁 30g　　生姜 45g

加水2.5kg，熬至300g，3次分服，药渣重煎泡脚。5剂。

2014年4月9日：上火，发口腔溃疡，右脉平稳有力，左脉沉，寸口弱。

制附片45g　干姜60g　炙甘草60g　三石各30g
山萸肉90g　党参45g　五灵脂30g　生半夏65g
熟地90g　盐巴戟肉30g　檀香、降香、沉香各10g
砂仁30g　油桂粉3g（米丸吞）　生姜45g
大枣12枚　加水2.5kg，熬至300g，3次分服。5剂。

2014年4月14日星期一，诸症轻，惧熬药，培元固本散善后：

三七100g　高丽参100g　五灵脂100g　琥珀100g
灵芝孢子粉100g　紫河车2个　鹿茸50g　炮甲珠50g
血竭50g　生水蛭50g　藏红花50g　全虫100g
蜈蚣50条　粉葛根100g　蛤蚧4对　川贝50g
金蝉花50g　制粉，热黄酒冲服，每次3g，每日3次。

几年来，运用师父破格救心汤加减、配合冠心培元固本散加减，治疗多例不同类型的心脏病，均在短期取得了良好的效果，有的病人将破格救心汤泡成药酒服用，也取得了很好的效果。

糖尿病

张某某，男，53岁，2013年12月25日来诊。

高血糖，三消症状不明显，血压高，高血脂，服蜂王浆，便通，眠可，小便有泡沫、黄，脉劲，舌体胖，湿滑。

知母12g　生石膏30g　生地15g　玄参10g
黄芪45g　黄芩10g　黄连10g　黄精15g
党参15g　枸杞子15g　茯苓15g　甘草9g
玉米须10g　山药20g　当归10g　生姜4片　水煎服，5剂

2013年12月30日：血压波动，血糖今测6.7mmol/L，脉力减轻。原方5剂。

2014年1月6日星期一：血糖检测6.2mmol/L，原方加肾四味各15g，5剂。

2014年1月15日：左脉紧，双脉已经趋于平稳，眼花，舌湿滑。

知母12g　生石膏30g　生地15g　玄参10g
黄芪45g　黄芩10g　黄连6g　肉桂10g
制附片18g　黄精15g　党参30g　枸杞子15g
茯苓15g　甘草9g　玉米须10g　鬼针草30g
山药20g　当归10g　生姜4片

水煎服，5剂。

2014年1月24日：左脉紧象去，双脉趋于平稳，前2个夜晚出汗，血糖检查5.6mmol/L，便软不成形，舌湿滑，上方加鬼箭羽45g，菟丝子25g，草果15g（捣），改：生地30g，玄参45g，黄连15g，黄芩15g，茯苓30g，5剂。

2014年1月29日：双脉平缓，血压趋于平稳，服用降糖药减量后5.7mmol/L，舌质变红润。

黄精30g　生地30g　玄参15g　黄芪90g
当归30g　黄连20g　肉桂10g　炮附片23g
白术30g　党参30g　枸杞子15g　盐补骨脂15g
茯苓30g　甘草15g　玉米须10g　鬼针草30g
山药20g　鬼箭羽45g　菟丝子25g　草果15g（捣）
生姜4片

水煎服，7剂。

2014年2月13日星期四：降糖药持续减量，已经减至每日早晚各1粒，以前每日早晚各4粒，所服药物为不知名的所谓中成药，检查血糖6.2mmol/L，降压药基本不用，左尺滑动，人迎滑，舌质红润，制方：

黄精30g　生地45g　玄参30g　黄芪90g
当归15g　黄连45g　肉桂10g　炮附片23g
白术30g　党参30g　枸杞子15g　盐补骨脂15g
茯苓30g　猪苓10g　甘草30g　玉米须10g
鬼针草30g　山药20g　鬼箭羽45g　菟丝子25g

羌活10g　　独活10g　　石斛15g　　生姜4片　水煎服，5剂。

2014年3月3日：血糖5.8mmol/L，双脉平缓，小便黄。

上方加茵陈30g，5剂。

2014年4月1日：血糖检查8.39mmol/L，已经停服所有降糖药，血压可，小便黄、泡沫，大便稀软，嗓中不利，双脉弦紧，舌质渐红，湿滑去大半。

制附片23g　　黄连30g　　肉桂10g　　鬼针草45g
鬼箭羽45g　　柴胡15g　　枳壳20g　　黄芪60g
黄芩6g　　赤芍20g　　干姜30g　　甘草30g
党参45g　　山药30g　　山萸肉30g　　熟地45g
茯苓45g　　生姜4片　水煎服，7剂。

2014年4月10日：双脉和缓，弦象去大部，血压有少许波动，小便泡沫减少，仍黄，舌尖红，血糖8.4mmol/L。

制附片23g　　黄连30g　　肉桂10g　　鬼针草45g
鬼箭羽45g　　柴胡15g　　枳壳20g　　黄芪60g
黄芩15g　　栀子10g　　赤芍20g　　干姜30g
甘草30g　　党参45g　　山药30g　　山萸肉30g
熟地45g　　茯苓45g　　生姜4片　水煎服，5剂。

2014年4月30日星期三：患者血糖一直在8mmol/L左右，不想再服汤药，制下方：

西洋参150g，僵蚕150g，生水蛭100g，三七100g，制粉，装胶囊，每次5粒，每日3次，另每次配服附子理中丸10粒，黄连素1.5g。

2014年9月3日：患者服完上药，期间没有服用任何降糖药，血糖在6～7mmol/L中间波动，血压基本稳定，得效，仍以上方服用。

双腿无力

刘某某，女，63岁，2011年10月13日来诊。双腿行走困难无力，二便可，纳可，脉浮数，双尺弱。2002年患食道黏膜增生，经化疗后，体质下降，血糖高，血压高，体胖臃肿，舌绛红，中间黄苔裂纹，唇白，口苦，眠可。多年来吃多种保健食品等均不见效，而且身体越来越差。自骑电动三轮来诊，上下车均需搀扶。

诊为高年阳虚，土湿水寒。制方如下：

制附片45g（日加5g）		干姜45g	炙甘草30g
三石各30g	山萸肉60g	怀牛膝25g	茯苓25g
泽泻25g	肾四味各30g	丹参60g	黄芪120g
柴胡6g	升麻6g	生半夏65g	白芍45g
细辛30g	麻黄10g	生姜45g	大枣12枚
党参30g	白术30g　3剂。		

水3kg，熬至400g，3次服。

患者服完第1剂，来电欣喜告知，服药后当晚连拉4次，但没有影响精神，感觉肚子一下子小了一圈，多年来能首次趴在桌子上了。

2011年10月17日，患者再来取药，药方调整如下：

制附片55g（日加5g）		干姜45g	炙甘草60g
三石各30g	山萸肉90g	怀牛膝25g	茯苓25g
泽泻25g	肾四味各30g	丹参60g	黄芪120g
柴胡6g	升麻6g	生半夏65g	白芍45g
细辛30g	麻黄15g	生姜45g	大枣12枚
党参30g	白术30g	桂枝25g	赤芍25g　3剂

水3.5kg，熬至400g，3次服。

患者10月20日服完药，再次来诊，诉头昏无力，胸中憋闷，时觉腹内有气冲上。伏邪躁动，药物升散太过，用温氏奔豚汤敛之。

制附片30g	山药30g	红参10g（另炖）	山萸肉90g
炙甘草60g	肾四味各30g	吴茱萸15g	三石各30g
黄芪60g	煅紫石英30g	麻黄10g	乳香10g

没药10g　　细辛9g　　生姜3片　　大枣10枚　2剂

10月22日早上来店，赫然发现患者立于药店门口，满面笑容，第一句话就是：我能站了。

嘱其原方再吃2剂。10月25日患者来店告知，诸症尽消，身体瘦了一大圈，已经开始接送孙子上下学。

胃病三例

一、崔某某，男，37岁，出租车司机。

大便先干后稀，双尺弱，脉弦，舌尖红，边缘齿印明显，谷丙转氨酶高(56U/L)，常胃疼反酸，肝区不舒服，服中药、西药效果不明显，2011年10月20日来诊，患者为出租车司机，饮食不规律，且过于劳累而致病，诊为中土运化乏力，土败水寒，寒湿结于厥阴。运太阴，温寒水，水温则可生木，木舒则可疏土。制方：

制附片45g（日加5～60g）　　炙甘草30g　　干姜45g

白术45g　　党参30g　　五灵脂30g　　白芍30g

桂枝45g　　肾四味各30g　　炒麦芽30g　　炒谷芽30g

吴茱萸15g　　茯苓30g　　生姜45g　　大枣12枚

加水3kg，熬至300g，3次服，14剂。

2011年11月6日二诊

服药14剂，反酸减轻，胃疼大为减轻，服药期间拉黑软黏便，背困，大腿外侧困疼发凉，小便黄。继续托透。制方：

制附片60g（日加5～90g）　　炙甘草30g　　干姜45g

炒白术30g　　党参15g　　五灵脂15g　　白芍30g

桂枝45g　　肾四味各30g　　吴茱萸15g　　茯苓15g

泽泻15g　　柴胡10g　　麻黄5g　　细辛15g

黄芪45g　　生姜45g　　大枣12枚　　核桃6枚

加水2.5kg，熬至300g，3次分服。7剂。

2011 年 11 月 13 日三诊

大腿外侧困疼减弱，双脉沉缓，舌苔红润，边缘齿印发红减少，易饥，大便基本成形，小便早起较黄，寐可。肝区不适消失，精神好，基本不再反酸、胃疼，中土运化渐复。制方：

制附片 90g（日加 10～150g）		炙甘草 60g	干姜 45g
炒白术 30g	党参 15g	五灵脂 15g	白芍 30g
桂枝 45g	肾四味各 30g	吴茱萸 15g	茯苓 30g
泽泻 30g	柴胡 10g	麻黄 10g	细辛 30g
黄芪 90g	生姜 45g	大枣 12 枚	核桃 6 枚

加水 2.5kg，熬至 300g，3 次分服。7 剂。

2011 年 11 月 22 日四诊

大便成形，纳可，眠可，手厥阴经循行部位发困，谷丙转氨酶化验正常。稳步好转。制方：

制附片 150g（日加 10～200g）		炙甘草 60g	干姜 45g
炒白术 30g	党参 15g	五灵脂 15g	白芍 30g
桂枝 45g	肾四味各 30g	吴茱萸 30g	茯苓 30g
泽泻 30g	柴胡 10g	麻黄 10g	细辛 30g
黄芪 90g	桂枝 25g	龙骨、牡蛎各 30g	生姜 45g
大枣 25 枚	核桃 6 枚		

加水 2.5kg，熬至 300g，3 次分服。7 剂。

此药每付服用 2 天，另制培元固本散：

紫河车 2 个	三七 50g	党参 50g	五灵脂 50g
公丁 50g	郁金 50g	海螵蛸 50g	鱼鳔 100g（蛤粉炒珠）
凤凰衣 100g	炒麦芽 100g	炒谷芽 100g	灵芝 50g
琥珀 50g	粉葛根 50g	砂米 50g	厚朴 50g

炮附片 300g　制粉，每日 3 次，每次 5g，热黄酒送服。

患者于 12 月 26 日来店告知，服药后精神、睡眠颇佳，胃口好，面色红润有光泽，舌边齿印尽消，继续服用培元固本散。

二、李某，男，46岁，城建局工作，2013年11月26日诊。

胃部不适多年，服中药、西药无数，近期胃镜检查为糜烂性胃炎伴胆汁反流（阴性）、直肠炎伴有息肉，便不正常，质稀，尿频淋漓不净，面萎黄，前列腺炎多年伴钙化，腰部困疼，双脉沉弱、细，舌苔薄粉，根部腻厚。

诊：中土寒湿，太阴不固累及少阴、厥阴。理中去浊。

制附片23g	干姜23g	炙甘草30g	党参30g
五灵脂30g	半夏65g	藿香15g	佩兰15g
黄连10g	白术45g	茯苓45g	瓦楞子45g
焦曲楂各30g	土元10g	白蔻仁10g	鱼鳔10g
凤凰衣10g	肾四味各20g	生姜45g	大枣12枚

加水2.5kg，熬至300g，3次分服。7剂。

2013年12月6日二诊：双脉较前有力，右脉大于左脉，舌粉苔去，服药期间大便每日2次，状如豆腐渣，便后有黏沫，小便频、急，小腹胀，后腰部阵阵困凉，眠差，药力所致，沉疴渐露，制方：

制附片45g（日加5~60g）		干姜45g	炙甘草60g
党参45g	五灵脂30g	生半夏65g	肾四味、杜仲各30g
瓦楞子45g	白术45g	茯苓30g	土元10g
鱼鳔10g	凤凰衣10g	麻黄10g	细辛45g
肉桂15g	砂仁30g（后下）	生姜45g	大枣12枚

加水3kg，熬至300g，3次分服。药渣重煎泡脚。7剂。

2013年12月19日星期四：诸症减轻，腰困疼大减，食纳改善，眠可，大便转黏，不利，小便频数，每晚用药渣泡脚，双脚转暖，双脉匀缓，左右均衡，舌质红润，少许淡苔，圆运动逐渐恢复，佳：

制附片60g（日加5~90g）		干姜90g	炙甘草90g
党参45g	五灵脂30g	生半夏130g	肾四味、杜仲各30g
瓦楞子45g	白术90g	茯苓45g	泽泻45g

急性子 10g　　土元 10g　　鱼鳔 10g　　凤凰衣 10g

麻黄 10g　　细辛 45g　　肉桂 15g　　砂仁 30g（后下）

生姜 75g　　大枣 12 枚　　核桃 6 个（打）

加水 3kg，熬至 300g，3 次分服。药渣重煎泡脚。7 剂。

2014 年 1 月 6 日：诸症减轻，双脉沉，重按有力，便黏，腹中按痛，舌质红润，淡白苔，小便黄。

制附片 100g　　干姜 90g　　炙甘草 90g　　党参 45g

五灵脂 30g　　生半夏 130g　　肾四味、杜仲、桑螵蛸各 30g

瓦楞子 45g　　白术 90g　　茯苓 45g　　泽泻 45g

急性子 10g　　土元 10g　　鱼鳔 10g　　凤凰衣 10g

麻黄 10g　　细辛 45g　　肉桂 15g、砂仁 30g（后下）

生姜 75g　　大枣 12 枚　　核桃 6 个（打）

加水 3kg，熬至 300g，3 次分服，药渣重煎泡脚。7 剂。

另制培元固本散

培元固本散（鹿茸 100g）＋炮附片 300g　　川贝 50g

肉桂 30g　　土元 50g　　炮甲珠 50g　　止痉散（100g－100 条）

海螵蛸 50g　　鱼鳔（蛤粉炒珠）50g　　蛤蚧 4 对

金蝉花 100g　　凤凰衣 50g　　砂米 50g　　血竭 50g

2014 年 10 月，患者胃镜检查，胃溃疡已愈，肠息肉未检查。

三、崔某某，男，64 岁，交通局退休干部，2014 年 5 月 10 日来诊。

胃镜检查胃部、十二指肠、食管炎症，食后腹胀，烧灼感，便可，舌胖，绛，中间厚苔，右关滑。中气虚弱，先建中。

桂枝 45g　　白芍 90g　　炙甘草 30g　　生半夏 65g

党参 30g　　五灵脂 30g　　生姜 45g　　大枣 12 枚

水煎服，3 剂。

5 月 12 日：矢气多，腹胀减，原方 4 剂。

5 月 17 日：矢气，腹胀基本好转，变方三畏汤：

党参 15g　　五灵脂 15g　　公丁香 15g　　郁金 15g

肉桂 10g　赤石脂 30g　生半夏 45g　吴茱萸 10g
制附片 12g　干姜 12g　炙甘草 24g　肾四味各 10g
水煎服，7 剂。

6 月份因外出，患者按上方连服 14 剂。

7 月 24 日：便不成形，但精神健硕，每日于戏迷弹唱于溴水河畔，胃部不适，烧灼感早已好转，脉匀缓，厚苔大减，胃口好，制方：

党参 30g　五灵脂 30g　公丁香 30g　郁金 30g
肉桂 10g　赤石脂 45g　生半夏 45g　吴茱萸 10g
制附片 12g　干姜 12g　炙甘草 24g　肾四味各 15g
水煎服，7 剂。

9 月相遇，告知，多年老胃病经检查痊愈。

胃溃疡二例

一、史某，男，47 岁，克井大社人。2011 年 12 月 6 日诊。

胃部疼痛，检查胃十二指肠和胃窦部溃疡，便干。制方：

制白附 30g（日加 5g～60g）　干姜 45g　炙甘草 30g
炒白术 45g　党参 30g　茯苓 30g　五灵脂 30g
生半夏 30g　公丁 30g　郁金 30g　白芍 45g
桂枝 15g　肾四味 120g　生姜 45g　大枣 12 枚
核桃 6 个

共计服药 18 剂，期间服参桂理中丸 3 盒，双脉沉缓有力，中土瘀积已去，培元固本：

紫河车 2 具　红参 50g　五灵脂 50g　炒二芽各 100g
凤凰衣 100g　灵芝 50g　海螵蛸 50g　三七 50g
粉葛根 100g　全虫 50g　蜈蚣 100 条　血竭 50g
琥珀 50g　元胡 50g

制粉，每次 3g，每日 3 次，热黄酒送服。

患者服药至2012年2月5日，胃镜检查十二指肠溃疡痊愈，胃窦部仍有白点，西医诊为浅表性胃炎，嘱其继续服药。

二、高某某，女，46岁，2012年1月28日来诊。

胃糜烂溃疡，大便干结，多日一行，常服润肠通便药，现服同仁堂麻仁润肠丸无效，腰困乏力，食量较大，小便少，舌尖红，边缘齿印，双脉弦细，右关沉弱，双尺微。患者尽管食量较大，但体型依然不胖，腹部胀，腹内鸣响，易上火，空腹、食后胃痛但患者不能经常熬药，要求配用容易服用粉药，考虑患者多日不大便，腹胀鸣响拒按，制方：

（1）白萝卜2.5kg、芒硝60g，先煮白萝卜浓缩至100~150g，纳芒硝，顿服，不通，原方再服。

大便通，停服。

（2）高丽参50g　五灵脂50g　凤凰衣50g　鱼鳔50g（蛤粉炒）
海螵蛸50g　琥珀50g　血竭50g　厚朴50g
莱菔子100g（生、炒各半）　醋元胡30g　炒谷芽50g

制粉，3g/次，3次/日，热黄酒送服。

（3）服药期间如上火服用下方

熟地90g　盐巴戟肉30g　二冬各30g　云苓30g
五味子30g　油桂粉3g（米丸吞）　3剂

患者于6月份再次来诊，告知自服粉药后胃部不适已经全好，大便正常，原方培元固本散一料善后。

梅核气

王某，女，59岁，霸王庄人，2014年10月9日来诊。

胸部及脖子如吹气肿大，无疼痛感觉，嗓中如有物，吞之不下，吐之不出。昨日入院输液一夜无效，左关滑，双尺晃如舟，舌清白，问及发病情况，患者告知：昨天晚饭后准备出去散步，在下楼过程中突被他人关门声惊吓而至此。《金匮要略·妇人杂病篇》有：妇人咽中如有炙脔，半夏厚朴汤主之，其证有一，制方：

生半夏 65g　　厚朴 45g（姜汁炒）　　茯苓 45g

苏叶 15g　　生姜 75g　1 剂。

患者回去服药 1 次，肿消，服完药，诸症全消。

陈无择《三因极——病症方论》中载有大七气汤方：半夏 150g、茯苓 120g、厚朴（姜炒 90g）、苏叶 60g、生姜 7 片，水煎，食前服。

主治喜怒不节，忧思兼并，多生悲恐，或时振惊，致脏器不平，憎寒发热，傍冲两肋，上塞咽喉，犹如炙脔，吐咽不下，皆七气所生。陈无择方与金匮方基本一致，都以降逆祛痰理气为主，但陈无择在半夏厚朴汤的基础上做了发挥，增加该方的适用范围。上述患者正是由于受到惊吓而发病，所以服之得效，按陈无择所论述的改方主治范围，通过加减应对现今诸多抑郁症有较好疗效，需要进一步验证。

狐惑病

尹某，男，24 岁，军人，入伍五年。2012 年 1 月 28 日来诊。自述咽干，常口腔溃疡，生殖器有溃烂，脓，肛门无症状，精神不好，但欲寐，心烦，腿部出红斑舌绛红，舌中黑苔，常服用激素，腰疼，近期检查尿中有蛋白，双脉浮滑，双关弱，双尺微。

患者所现症状为金匮所载之狐惑病，西医称为白塞病，但患者患病 2 年多来，常服用激素、寒凉清火、消炎药，大伤中气，累及少阴，太阴失运，然患者年轻，正气尚足，可先解表，甘草泻心汤合赤小豆当归散。

甘草 60g　　黄芩 45g　　党参 45g　　干姜 45g

生半夏 65g　　赤小豆 100g　　当归 45g　　黄连 15g

大枣 12 枚　水煎服，5 剂。

2 月 8 日二诊：口腔溃疡完全消去，服药期间腹响，矢气多，拉黑软便，尺脉弱，腰困。制方：

甘草 60g　　黄芩 45g　　党参 45g　　干姜 45g

生半夏65g　　赤小豆100g　　当归45g　　黄连15g
肾四味各30g　　砂仁30g　　炒麦芽60g　　大枣12枚

水煎服，5剂。

服完后停药。后患者来电，诸症均愈。

乌蛇荣皮汤治愈黄褐斑一例

红某，女32岁，河南日报社驻济源记者站记者，已婚，尚未生育，半年来发现两颊有黄褐斑，月经推迟，量小，下黑血，腰困疼，触之手脚冰凉，烦躁易怒，面色灰暗无华，胃口差，拉肚，恶生冷，舌苔白腻，边缘齿印，在北京取中药50余剂，效不显，因黄褐斑影响其形象，急于求治，投乌蛇荣皮汤之治愈黄褐斑案例原方：

生地60g（酒浸）当归各30g　　桂枝10g　　赤芍15g
川芎、桃仁、红花各10g　　丹皮、紫草各15g
何首乌、蒺藜各30g　　白鲜皮、乌蛇肉各30g（蜜丸先吞）
炙甘草10g　　鲜生姜10片　　枣10枚　　白芷、降香各10g
枸杞子、淫羊藿、盐补骨脂、菟丝子（酒泡10分钟）各30g

因患者善饮，上方加黄酒500g入水共煎（原方为250g黄酒）。6剂。

上药共服11剂，服至第4剂时来电告知浑身有热感，手脚不再如前冰凉而转温。脸部黄褐斑明显变淡，更奇的是久治不愈的月经问题彻底改善，经期、经量及颜色全部正常，自是欣喜不已。

想其原因，应是李老乌蛇荣皮汤有养血润燥、活血祛瘀、滋养肝肾、疏肝理气等功效，患者诸症均符合乌蛇荣皮汤的治疗范围，患者胃口不好，时常拉肚，腰部以下仍感困疼畏寒，有明显阳虚症状，改服李老破格救心汤小剂：

制附子100g　　干姜60g　　炙甘草60g　　山萸肉90g
三石各30g　　麝香0.2g（冲服）　　高丽参15g（另炖兑入）
肾四味各30g　　生姜45g　　大枣12枚　　细辛10g

桂枝45g　7剂

上方服完7剂后，加麻黄10g，又服7剂，患者无明显不适，感觉睡眠好转，所有症状明显改善，手脚温暖特别是腰部困疼明显改善。

太田痣

薛某某，女，19岁，天津大学学生，2012年2月5日来诊。

双眼外沿黑斑，痒，西医诊为太田痣多年，外敷、激光乏效。一切不治之症，皆由不善祛瘀所致（唐容川言），活血祛瘀，通调营卫，旺盛血行，使病变部位气血充盈，肌肤得养则病愈。患者少言，面黄，左关沉弱，寸口人迎弱，舌尖红，粉白苔，口腔溃疡频发。小小年纪似有不开心之事，导致双木升降乖乱，气血不畅应为致病根本。患者近期开学，因此治疗先调营卫、活气血，后以克白散变方带去学校服用。制方：

生地45g（酒炒）　当归45g　桂枝15g　赤芍10g

川芎、桃仁、红花各15g　定风丹60g　乌蛇肉30g

白鲜皮30g　炙甘草45g　白芷15g　降香15g

柴胡10g　生姜4片　大枣10枚　5剂

黄酒、水各半煎药，3次服。

2月11日二诊：痒去。制方：

生地45g（酒炒）　当归45g　桂枝45g　赤芍45g

川芎、桃仁、红花各15g　定风丹60g　乌蛇肉30g

黑芥穗、皂刺、蝉衣、蛇蜕各10g　炮姜15g　炙甘草45g

白芷15g　降香15g　柴胡10g　生姜4片

大枣10枚

煎法如上，7剂。

另拟散药1剂：

沙苑子750g　九制豨莶草500g　乌蛇肉300g

定风丹300g　三七200g（油炸、生用各一半）

红花、乌贼骨、白药子、苍术、蚤休、降香、紫草、甘草各50g

高丽参50g　　五灵脂50g　　砂米50g　　黄精100g

制粉，每服5g，热黄酒冲服，每日3次。

患者服完药粉后来电，感觉症状减轻，按原方粉剂一料继续服用，2013年底遇其父亲，告知症状全消。

面部瘀郁

原芮，女，20岁，学生。2014年1月6日星期一。

面白，唇白，脸部胸部阳明经循行部位瘀郁皮下，以前经来腹痛难忍，近2个月突然痛感消失，舌尖红，淡苔，左关沉滑如珠，右关弱。询之，喜食生冷，熬夜，近几年脾气急躁，中土虚寒，升降失司，导致四维均累，透表阳明为先。

葛根60g　　桂枝45g　　赤芍45g　　定风丹各30g

黑芥穗10g　　淡豆豉100g　　浮萍10g　　苏叶10g

地龙10g　　桃仁15g　　红花15g　　白芷10g

川芎30g　　吴茱萸10g　　大枣10枚　水煎服，5剂。

2014年1月20日：舌质红润，双脉渐起，药后便多则4次，后每日2次，右关弦紧，原方5剂。

2014年1月25日：面色缓和，便较前成形，舌质红润，淡白苔，右关滑弱，纳可，眠可，立春将至，疏肝和胃为主。

白术、党参、干姜、炙甘草各30g　　生熟地各20g

川芎20g　　当归20g　　白芍20g　　郁金15g

制香附15g　　吴茱萸10g　　白芷15g　　皂刺10g

通草10g　　益母草10g　　制附片12g　　火麻仁30g

蝉衣9g　　生半夏30g　　柴胡10g

水煎服，连服14剂。

2014年2月14日：双脉平和，舌质红润，便可，眠可，圆运动基本复原，建中护阳。

黄芪 90g	当归 30g	桂枝 45g	白芍 90g
炙甘草 30g	制附片 23g	干姜 23g	红参 15g
肾四味各 10g	羌活 10g	独活 10g	柴胡 6g
生姜 45g	大枣 12 枚	饴糖 150g（化入）	水煎服，5 剂。

患者母亲告知，患者服药至今，脾气变得温和，皮肤光滑，以前诸症明显消去，甚是高兴。鉴于患者脾胃虚寒，建议其继续服用同仁堂参桂理中丸 2 个月以巩固疗效。

湿疹

翟燕，女，41 岁，济源烟草局。

下肢湿疹 2 个月余，外用药，服用抗过敏药，反复发作，双脉弦细，舌燥，舌后根黄。方如下：

生地 60g	当归 45g	桂枝 45g	赤芍 45g
川芎 30g	丹皮 10g	紫草 10g	白鲜皮 45g
地肤子 60g	乌蛇肉 30g	炙甘草 30g	生薏仁 45g
苦参 15g	土茯苓 45g	皂角刺 10g	蝉衣 10g
黑芥穗 10g	定风丹 45g	生姜 45g	大枣 12 枚

水煎服，3 剂。

2013 年 8 月 31 日二诊：第一次服药约 1 个小时，即有大量红疹透出，继续服药逐渐消退，因事先给患者言明服药反应，患者不是特别惊慌。3 剂服完，症状基本消失，效不更方，原方 2 剂。

2013 年 9 月 6 日三诊：皮肤症状完全消失好转。患者感叹中医的神奇与快速，2 月来，服药和外用药均效果极差，没有想到中药 5 剂即快速好转。

青春痘

朱某某，女，25 岁，农商行工作。2013 年 10 月 29 日来诊。

面部出诊多年，色红，有少许脓尖，便干且多日一行，舌尖红，来经则小腹胀痛，有瘀血块，经常上火，上火后常服清火药，如此循环往复。患者喜食生冷，且又过用苦寒，常不食早餐，以致脾胃受伐，中土虚寒，运化乏力，上于阳明而现。出诊切不可见症治症，杀伐中气。

诊：寒郁中土。

制附片 23g　白术 45g　党参 30g　五灵脂 30g
炙甘草 30g　大黄 45g　细辛 45g　藿香 15g
佩兰 15g　黄连 10g　肉苁蓉 45g　生姜 45g
大枣 12 枚

水煎服。7 剂。

2013 年 11 月 7 日二诊：面部红疹减少，舌绛，白苔，中土扰动，便每日 2～3 次，精神反好，原方加干姜 30g，牛蒡子 10g，冬瓜子 15g，地肤子 60g，7 剂。

2013 年 11 月 17 日三诊：红疹色退，平，面色光滑，脉匀，便每日 2～3 次，经常上午矢气频频，药中病所，患者身体圆运动已经逐步回复，守方 7 剂，另嘱其在经期服下方 5 剂散厥阴寒气：

当归 15g　桂枝 15g　赤芍 15g　益母草 10g
通草 10g　炙甘草 10g　吴茱萸 10g　茜草 30g
生姜 45g　大枣 12 枚

水、黄酒各一半煎药。

患者年轻，服药后诸症均消，嘱其勿食寒凉，连续服用同仁堂参桂理中丸 2 个月以巩固疗效。

虚劳重症

李某，男，42 岁。全身游走性疼痛 2 年余，右股骨头坏死，睾丸发凉疼痛，赴广州经师姐诊治诸症减轻，师姐最后方：

制天雄 30g　炙甘草 60g　干姜 30g　红参 45g
肾四味各 30g　吴茱萸 30g　三石各 30g　山萸肉 90g

黄芪 250g　　当归 45g　　乌梅 30g　　白术 90g
鹿角胶 30g（化入）　白芥子 45g　　砂仁 30g　　麻黄 5g
大枣 25 枚

10 剂（每剂服 5 日）

后因吹空调导致病情反复，5 月 6 日返回济源后来诊：患者面色白中透青，双眼无神，风轮发青，虽时值夏日，温度达 34℃，患者依然身穿保暖内衣，头面冒冷汗不止，极畏冷，语无力。脉沉、数，且六脉俱现，尺脉尤为沉弱，犹如飘叶，舌苔腻厚，前胸闷困。患者正值壮年，近年事业有成，但生活不知检点，酒色过度，身体元阳大伤，虚劳之极，如此身体，来诊之前一日仍有房事，简直无视生命。夜间基本不能正常睡眠，心烦意乱，且心里极度敏感。尿等待，小便淋漓，阴茎逐步内缩，服药期间大便尚可。患者五八刚过，虽身体极虚，但仍可耐受药力，秉师姐意制方：

（1）制天雄 45g（日加 5～100g）　炙甘草 60g　　干姜 60g
红参 45g（另炖）　　桂枝、白芍各 45g　　生川乌 45g
肾四味各 30g　　吴茱萸 30g　　三石各 30g　　山萸肉 90g
防风 30g　　黄芪 500g　　当归 45g　　白术 90g
砂仁 30g　　麻黄 5g　　细辛 45g　　鹿角胶 30g（化入）
乌梅 46g　　葱白 4 段　　生姜 45g　　大枣 25 枚
核桃 6 个　　黑豆 30g　　蜂蜜 150g

加水 3kg，熬至 300g，3 次分服。15 剂。

（2）每日下午 5 时加服金贵肾气丸 4 丸。

（3）严禁房事，忌食生冷。

5 月 27 日二诊

脉数，人迎弱，左关沉滑，双尺较沉微，整体双脉搏动较前有力，舌质红润，淡黄苔，面色渐转黄，前阴两侧大腿弯上下觉有寒气透出，阴茎内缩减轻，双眼风轮由青转白，大便每日 1 次，或成形或不成形，仍畏冷，多汗症状大减，小便发浑，尿起泡。服药期间除以前症状外，无特别不适，中间吃牛肚一大碗，出现呕吐和腹泻一次，睡眠没有特别改善。元阳渐回，得效，仍守原意：

（1）制天雄 100g（日加 5～200g） 炙甘草 60g 干姜 90g

高丽参 30g（另炖） 桂枝、白芍各 45g 生川乌 45g

肾四味、盐巴戟肉各 30g 吴茱萸 50g 三石各 30g

山萸肉 90g 防风 30g 黄芪 500g 当归 45g

白术 90g 麻黄 5g 细辛 45g 白芥子 45g（炒研）

鹿角胶 30g（化入） 乌梅 46g 肉桂 15g（后下）

砂仁 30g（后下） 葱白 4 段 生姜 45g 大枣 30 枚

核桃 6 个 黑豆 30g 蜂蜜 150g

加水 3. 5kg，熬至 400g，3 次分服，药渣重煎泡脚。7 剂。

（2）每日下午 5 时加服金贵肾气丸 4 丸。

（3）培元固本散（鹿茸 100g）+炮附片 200g 蛤蚧 10 对

炮甲珠 50g 蛹虫草 200g 紫油桂 30g 止痉散（100g－100 条）

制粉，5g/次，3 次/日，随药服用。

（4）饮食应清淡，注意补充营养，严禁房事。

6 月 6 日来取药（三诊）

仍旧虚烦难眠，双脉已起，匀，较前有力，舌质红润，会阴部游走性疼痛稍减，便黄，原方加：生半夏 130g，青风藤 30g，茯苓 45g，泽泻 30g，高丽参 15g、止痉散（6g－3 条）（冲服）。

去高丽参，改生姜为 90g，制天雄依法累加。7 剂。

6 月 15 日取药（四诊）

昨日又吹空调，症状出现反复，但较前减轻许多，本气不固。服药期间，大便隔日会量大一次，矢气极多，极臭，屋中几乎不可待人，仍难以入眠，小便混黄，左脉跳动大于右脉，基于常脉，舌质较红，湿黄苔，最后两天夜晚有牙疼，第二日自愈，元阳回复，身弱而不能收敛，宜稍加引火归位，原方加熟地 90g、麦冬 30g，7 剂。

6 月 17 日，患者来店中，弯腰叉腿，告知昨日服药 1 剂，当日拉稀软便

14次，每次量不大，最后几次较稀，原来的痔疮开始发作，苦不堪言。仔细思索，原因应是：昨日加引火下行，迫使中上焦积邪下泄，痔疮根源于小肠丙火下陷而致，因而发作，应为佳兆。患者也坦言拉后胸中困闷几乎消失，嘱其继续服药，勿惊，更不可随意加减药物。随后服第2剂，排稀软便2次，第3剂则大便趋于成形，痔疮已无不适感。6月22日夏至当天，前阴大腿弯处胀疼加剧，几不能行走站立，夏至阳气充盈，经多日服药，体内阳气渐回，内外相应驱寒外出，但冰冻三尺非一日之寒，患者病根源于色后当风，寒邪侵入瘀堵经络，真阳攻之一时难开，故而疼痛，症状加重并非坏事，继续服药后疼痛逐渐减轻。

6月26日（五诊）

双脉沉缓，体内寒气仍重，在此节气本应现洪脉，却见沉缓，足见体内外不相一致，但病情已有转机。舌质红润，淡白苔，服药期间出现偏头痛，邪化少阳，病情好转更近一步，每夜已可睡眠5个小时以上。大便每日1次，小便黄，前阴胀疼发凉、湿。制方：

制天雄200g（日加10～300g）　炙甘草120g　干姜90g
白术90g　茯苓60g　泽泻45g　三石各30g
山萸肉90g　生川乌45g　生半夏130g
肾四味、盐巴戟肉、红景天各30g　防风30g　青风藤30g
白芥子30g（炒研）　麻黄10g　细辛45g　五灵脂30g
乌梅46g　熟地90g　麦冬30g　肉桂15g
砂仁30g（后下）　高丽参15g、止痉散（6g－3条）（冲服）
鹿角胶30g（化入）　葱白4段　生姜90g　大枣30枚
核桃6个　黑豆30g　蜂蜜150g　10剂连服

患者由于前阴部不适，每日下午泡热水澡，7月3日正泡澡时突然左眼角部出现鲜红充血，甚为恐慌。嘱其用乌梅120g加适量白糖浓煎服用，2日后充血消去。

7月7日（六诊）

患者此次服药后，精神较好，睡眠明显好转，每晚可以睡眠6个小时，心情较为开朗，面色虽黄，但有光泽感，前阴痛感大减，阴茎内缩基本好转，股骨头处开始疼痛，脉较前有力，舌苔淡。正值小暑，天地阳气充盈大盛，且患者服大剂回阳药46剂，已见成效，应合乎节气，从小暑至处暑，以五生饮加当归四逆强力祛寒，麻附细托邪外出，另加生硫黄填补命门火：

生附子30g（日加5～200g，以麻、晕为度）			生川乌45g
生半夏130g	生南星65g	生禹白附30g	防风30g
黄芪500g	当归45g	桂枝45g	赤芍、白芍各45g
吴茱萸50g	炒小茴香30g	通草30g	丹参45g
炙甘草100g	乌梅120g	麻黄10g	细辛45g
五灵脂30g	焦曲楂各30g	炒麦芽60g	蜂蜜150g
肾四味、盐巴戟肉各30g		白芥子45g（炒研）	生硫黄30g
高丽参15g、止痉散（6g－3条）（冲服）			麝香0.2g（顿服）
生姜125g	大枣25枚	核桃6个	黑豆30g

（患者取药14剂，生附子加至100g）

7月24日七诊：服药期间手厥阴、足厥阴循行手掌、脚趾疼痛，少阳热化偏头疼、巅顶疼痛，但持续时间不长，吃凉罐头后出现腹泻，舌有燥黄苔，阴囊疼痛大减，大腿弯处感觉有堵塞感，背部困沉，大便少不利，于上方中加乳香10g，没药10g，大黄90g，生附子继续叠加。7剂。

2013年8月6日八诊：便利，但便头稍干，无其他不适，阴囊疼痛虽然减轻，但仍然持续，不得久坐。患者自服药来感觉前胸及后背肌肉逐渐放松，挥臂初时感觉嘎嘎作响，现在响声减轻，精神渐好，面色逐渐柔和，初病时嘴唇内侧连片黑斑逐渐减少，唇色见红，病机有转，原方生附子已加至130g，继续叠加。7剂（每剂服2日，麝香继服）。

2013年8月20日九诊：患者睡眠变差，几乎整夜不眠，每天上午睡觉，黑白颠倒，苦不堪言，此应为经络渐通，肾气仍虚，无力收阳回宅而致，可忽略不管，患者不知自珍，正好趁此反省。股骨头处、臀部酸困，阴囊疼痛持续减轻，阴茎内缩之势被遏制，药力以透，急攻：原方生附子160g（日加

10～180g）、细辛 45g（日加 5～60g），3 剂。

另患者培元固本散已服完，重新配置如下：

再造散+炮附片 300g　蛤蚧 10 对　炮甲珠 100g
紫油桂 30g　止痉散（100g－100 条）　海狗鞭 2 条
地龙 100g　藏红花 50g　生硫黄 50g

制粉，按原法服用。

2013 年 8 月 26 日十诊：患者自觉浑身舒畅，经络舒展，可以久坐饮茶，每晚必食羊肉 500g，大便成形，奇怪的是停食羊肉大便即成黑软便。患者初来时双手乌青带黑，指甲苍白无月痕，指甲凹凸成条，经 3 个月的大力回阳，又趁天时强力散寒，本气渐固，双手掌逐渐白皙，稍有红润，指甲渐荣，阴部疼痛若隐若现，只有轻微感觉，一切向好，佳！制方：

生附子 180g（日加 5～200g）　生半夏 130g　生川乌 45g
生南星 65g　生禹白附 30g　防风 30g　麻黄 10g
细辛 60g　黄芪 500g　当归 60g　黑小豆 30g
桂枝、赤芍、白芍各 45g　吴茱萸 50g　炒小茴香 30g
丹参 45g　炙甘草 120g　通草 30g　乌梅 120g
干姜 90g　白术 90g　五灵脂 30g　焦曲楂各 30g
炒麦芽 60g　肾四味各 30g　红景天 30g　盐巴戟肉 30g
肉苁蓉 30g　生硫黄 30g　白芥子 45g（炒研）　大黄 60g
乳香 10g　没药 10g　高丽参 15g、止痉散（6g－3 条）（冲服）
麝香 0.2g（冲）　生姜 125g　大枣 25 枚　核桃 6 个
蜂蜜 150g　7 剂。每剂服 2 天。

此次药方继续以五生饮、大剂理中汤、当归四逆、麻附细为主方，辅以黄芪运大气，各补肾药物为辅助，乳香、没药开膀胱经给邪气以出路，培元固本散峻补先天。

9 月 6 日早 6 点，患者电话告知，4 点起睾丸疼痛难忍，刚刚才逐渐减轻，且总觉房间有风，身边凉飕飕的，此时患者此次服药至第 5 剂。

患者从开始睾丸疼痛一直未完全好转。患者年轻事业稍有小成，生活不知检点，无制无节，酿此重症，实属可悲。睾丸亦称外肾，厥阴肝经绕其而过，厥阴寒盛，正气与之相搏，故而时时作痛，且出现阴茎内缩，《诸病源候论》虚劳门之六十九——虚劳阴痛候云：肾气虚损，为风邪所侵，邪气流于肾经，与阴气相击，真邪交争，故令阴痛。但冷者唯痛。七十一之虚劳阴疝肿缩候云：疝者，气痛也。众筋会于阴器。邪客于厥阴、少阴之经，与冷气相搏，则阴痛肿而挛缩。

患者色后伤风，寒邪趁虚深入骨髓，伏于三阴，郁阻经络，险证、危证！患者前胸肌肉僵硬，股骨头坏死，全身游走性疼痛等诸多症状，足以说明患者全身元阳大衰，致使百病丛生，但不可见症治症，否则，顾此失彼，还可能会其他变证，因此从开始对患者治疗一直以重剂回阳、固本、散寒、扶正为思路，而不去顾及表证，而且表证的出现与反复发作的轻重可为判断疾病的愈合情况提供了一个直观的窗口，根本不要过多去关注表证的存在，只要在药方中适当加入相应缓解药物即可。患者手太阳经循行上臂及肩背部出脓包，特别是肩背部如脱皮一层，甚感轻松。

9月8日，患者早上4时出现全身怕冷发抖，约一个半小时恢复正常，患者药中生附子已加至200g，当时考虑生附子的毒副反应，后来细思：早上患者并未服药，而且是头天晚上服药，不应为附子毒性反应，药既然对症，药量应大胆使用，早上出现此状，为寒气受早上阳升影响，冲击太阴肺经而使肺经暂不固表。患者下午来电，今天开始拉稀黄水多次，而且带有风沫，嘱其勿惊，寒邪渐化入阳明而出，坚持服药。

患者过于怕风，且睾丸持续疼痛，在第6剂方中加炒大茴香30g、防风15g，服后大便成形，怕风情况减轻，睾丸痛减。

2013年9月16日星期一十一诊：患者浑身感觉丝丝断裂，前胸僵硬肌肉完全变软，尿道刺痛感（此时告知以前因嫖娼曾患淋病），短暂偏头疼，股骨头处有酸困、热感，睾丸、大腿弯阵阵疼痛，药力所至，伏邪尽透，理应乘胜追击，祛邪外出。现在晚上可以睡4~6个小时，每日排稀软便，带风沫许多，双脉和缓有力，中部脉稍弱，重按有力，双尺明显有力，舌苔中后部有腻黄，方：

生附子200g　　生半夏130g　　生川乌45g　　生南星65g
生禹白附30g　　防风60g　　麻黄15g　　细辛60g
黄芪500g　　当归60g　　桂枝、赤芍、白芍各45g
吴茱萸50g　　炒小茴香45g　　炒大茴香45g　　丹参60g
炙甘草120g　　通草30g　　乌梅120g　　干姜90g
白术90g　　五灵脂30g　　焦曲楂各30g　　炒麦芽60g
肾四味各30g　　红景天30g　　盐巴戟肉30g　　肉苁蓉30g
生硫黄30g　　白芥子45g（炒研）　　大黄60g
乳香10g　　没药10g　　高丽参15g、止痉散（6g-3条）（冲服）
麝香0.2g（冲）　　生姜125g　　大枣25枚　　核桃6个
黑小豆30g　　蜂蜜150g　　7剂，每剂服2天。

2013年10月4日十二诊：最后1剂药后，拉稀黄大便，有沫，眠可，纳可，食量增，下阴疼痛大减，足太阳经脚跟部不停出疹，出后即脱皮，小腹毛际出疹，停后复出，服药期间后颈、后脑部痛不得触，1~2日后症状消失，曾有一二晚流口水，随后均消。脉沉、数，舌质红，淡白苔。邪被逼至太阳经，患者面色柔和，完全没有病态，双手掌红润，指甲红润，一切均向好发展，继续服药逼邪外出，培元固本散不可间断。原方14剂，每剂3天。

另制培元固本散培元固本：

再造散（1/2）+炮附片150g　　蛤蚧5对　　炮甲珠50g
紫油桂20g　　止痉散（60g-60条）　　海狗鞭1条
地龙50g　　藏红花25g　　生硫黄50g　　金蝉花100g

制粉，每次3g，每日3次，缓服至开春。

患者10月底来店告知，畏冷症状已经好转，眠纳均可，只是股骨头坏死依然感觉明显。虚劳重症阳回宜养，嘱其轻心养性，在治疗期间禁绝房事，明确告知大剂回阳，必然动阳造成性欲冲动，一定要克制，不可妄为，否则神仙难治。

2013 年 12 月 24 日，患者来店，面色苍白，连声要求继续服药，脉沉细数，细询之下，患者不遵医嘱，借助药力滥行房事，冬至（前天）当天亦有房事，冬至一阳升，患者却不顾再三叮咛，肆意妄为，贪图一时之欢，弃命不顾，病怎可愈？任其言语再三，遂辞不治。

遗精三例

1. 李某某，男，34 岁。货车司机，2013 年 9 月 20 日。

遗精，精神差，夫妻感情长期不和，腰困腿疼，有手淫史，心情抑郁，言之欲哭，考虑患者煎熬中药不便，虽有诸多外证表现，仍宜固本通络，以同仁堂木瓜丸和金匮肾气丸合用，金匮肾气丸每次服 3 丸，每日 2 次，木瓜丸则按要求服药，连服至立冬。

患者服药期间多次来电，告知，所有症状均减，直至消失，2013 年 11 月 7 日立冬准时来诊，制培元固本散。

培元固本散 + 炮附片 300g　蛤蚧 10 对　川贝 50g
茯苓 100g　砂米 50g　海螵蛸 50g　锁阳 50g
肉桂 30g（后下）　怀牛膝 50g　沉香 30g　阿胶、鹿角胶各 50g
火麻仁 30g　炮甲珠 30g　九节菖蒲 50g

制粉，5g/次，3 次/日，热黄酒送服。

2014 年 1 月 8 日星期三：培元固本散服完，精神大振，另制培元固本散善后。

培元固本散 + 炮附片 300g　蛤蚧 5 对　川贝 50g
砂米 50g　海螵蛸 30g　锁阳 100g　杜仲 50g
肉桂 30g　怀牛膝 30g　沉香 30g　阿胶、鹿角胶各 100g
火麻仁 50g　炮甲珠 30g　黄精 100g　金蝉花 100g
止痉散（100g－50 条）

制粉，5g/次，3 次/日，热黄酒送服。

上方又服一料停药，诸症均好，停药。

2. 利某，男，28岁，五龙口人，2012年9月4日来诊。

双脉弦紧，双尺微，寸口沉滑，右关弱，人迎无力，舌淡，中间裂纹，边缘齿印。乙肝多年，常有惊恐之感，便干，多日不行，常服通便药物，眠差寐艰，纳差，小便频、黄、短，夜尿4~5次，五更泄，常遗精，手淫多年。精神萎靡，面色晦暗，双眼球灰黄，严重时侧卧即精液自流，腰困如折，口干，易上火，多方求医，治疗多年乏效。

诊为水寒木枯，土湿火衰，制方：

制附片45g（日加5~100g）　干姜45g　炙甘草90g

三石各30g　山萸肉90g　红参30g（另炖）五灵脂30g

生半夏65g　白果20g（捣）　肾四味、盐巴戟、肉苁蓉各30g

白术45g　茯苓45g　泽泻45g　猪苓30g

桂枝45g　白芍30g　细辛30g　吴茱萸30g

阿胶15g（化入）　止痉散（6g－3条）（冲服）　黑豆30g

肉桂15g、砂仁30g（后下）　生姜45g　大枣25枚

加水3.5kg，熬至400g，3次分服，药渣重煎泡脚。21剂，旬7。

服药初期腹胀难受，嘱其勿慌，坚持服药，克服手淫之不良癖好，后逐渐恢复正常。

2012年10月3日二诊

服药21剂后，精神好转，弦紧脉松缓，诸症均减，左尺滑动，左脉较右脉稍紧，寸口沉滑，舌质红润，期间有连续遗精2~3次/夜，夜尿仍如从前，小便有泡沫，初服见效，逐渐好转，信心逐渐建立，制方：

制附片100g（日加5~200g）　干姜60g　炙甘草90g

三石各30g　山萸肉90g　五灵脂30g　生半夏130g

肾四味、盐巴戟、肉苁蓉各30g　白术45g　茯苓45g

泽泻45g　猪苓30g　桂枝45g　赤芍45g

麻黄10g　细辛45g　吴茱萸30g　阿胶30g（化入）

高丽参 15g、止痉散（6g－3 条）（冲服）　　生姜 45g
肉桂 15g、砂仁 30g（后下）　　大枣 25 枚　　黑豆 30g
核桃 6 个（打）

加水 3.5kg，熬至 400g，3 次分服，药渣重煎泡脚。30 剂连服。

2012 年 11 月 6 日三诊

夜尿减少，期间晨勃明显，服药期间大腿根部出红疹，五更泄基本好转。时至冬令节气，万物闭藏，当以收藏理中为主，右脉匀缓，左脉沉细，舌红，以八珍汤加减理中柔肝温水：

（1）生附子 30g（日加 5～45g）　　白术 45g　　党参 30g
干姜 60g　　炙甘草 120g　　当归 30g　　川芎 30g
熟地 45g　　白芍 30g　　炒麦芽 60g　　生半夏 130g
五灵脂 30g　　茯苓 45g　　泽泻 45g　　吴茱萸 30g
肾四味、盐巴戟各 30g　　乳香 3g　　生姜 75g
肉桂 15g、砂仁 30g（后下）　　大枣 25 枚　　核桃 6 个
黑豆 30g

加水 3.5kg，熬至 400g，3 次分服，药渣重煎泡脚。30 剂。

（2）制培元固本散培元固本

紫河车 1 具　　红参、五灵脂、灵芝孢子粉、琥珀、三七各 50g
炮附片 200g　　砂米 100g　　蛤蚧 10 对　　川贝 50g
炮甲珠 50g　　干姜 100g　　蛹虫草 100g

制粉，每日 3 次，每次 5g，热黄酒送服。

患者 3 次来诊，诸症均减，每次诊病期间感知患者面色忧郁，似有难言之隐，欲言又止，想其年岁轻轻有此怪病，其中必有隐情。诊余同患者闲谈得知患者兄妹 3 人，父亲脾气暴躁，母亲由此心情抑郁，罹患乳腺癌，患者对父亲怨恨极深，在外打工常年不回，长期心情压抑，脾气逐渐变得急躁，本次来诊之前与人争斗，拳脚相向，症结如此，与患者细谈提出如下两点：①父亲性格不好的心结在于养育子女压力过大，子女必须体谅父母难处，舒

展父母心中郁结。②作为子女必须感恩父母，父母给了我们生命，养育我们长大成人，根本没有资格和理由去怨恨父母，要认真感恩和认真去爱自己父母，是为天道，逆天道而行，必有报应。情之所至，患者伏案嚎啕大哭一刻余，顿觉心中舒畅，表示会认真思考今日之语，万谢而去。

2012 年 12 月 8 日四诊：

面色润和有光泽，双眼清澈有神，焕然一人，食纳增加，口中津液充足，自感甜美，舌质红润淡白苔，双脉匀缓有力，弦象尽去，提示患者肝功恢复良好，本身圆运动趋于正常。近期突喜甜食，喜饮糖水，双膝有困疼，小便稍有淋漓，睡眠好，已无遗精，夜尿 1～2 次，身体固摄之力恢复，幼年时曾有鼻孔干燥，现又出现，伏邪外透，每天早上有微汗出，极好！制方以驱余邪：

生附子 45g（日加 5～100g）　白术 45g　党参 30g
干姜 100g　炙甘草 120g　当归 45g　川芎 45g
熟地 45g　白芍 45g　炒麦芽 60g　生半夏 130g
五灵脂 30g　茯苓 45g　泽泻 45g　吴茱萸 30g
肾四味、盐巴戟、肉苁蓉各 30g　山药 60g　茯苓 45g
泽泻 45g　乳香 5g　肉桂 15g、砂仁 30g（后下）
怀牛膝 45g　川牛膝 30g　生姜 75g　大枣 25 枚
核桃 6 个（打）　葱白 4 段　黑豆 30g

加水 3.5kg，熬至 400g，3 次分服，药渣重煎泡脚。28 剂，旬 7，服完停药，继服培元固本散。

患者神情愉悦，自上次心中郁结解开之后，心中释然，顿觉生活美好，每天工作快乐，很少与人争吵，母亲即将生日，要回去与母祝寿。心乱全身乱，心静则全身静，真知啊！

2013 年 3 月 21 日制培元固本散继服：　再造散＋蛤蚧 10 对
炮附片 300g　炙甘草 100g　干姜 100g　蛹虫草 150g
止痉散（100g－50 条）　粉葛根 100g　川贝 50g

砂米 50g　　安桂 30g

制粉，每日 3 次，每次 5g，热黄酒送服。

3. 闫冬文，男，28 岁。2012 年 8 月 5 日来诊。

便溺，久坐腰困，手淫史，遗精。

诊：太阴虚寒，波及四维。

制附片 23g　　干姜 23g　　炙甘草 30g　　桂枝 23g

白芍 45g　　桑螵蛸 15g　　盐巴戟肉 30g　　生姜 45g

大枣 12 枚　水煎服，7 剂。

8 月 14 日：脉起，诸证减轻，舌中燥黄：

制附片 30g　　干姜 30g　　炙甘草 45g　　桂枝 45g

白芍 90g　　麻黄 5g　　细辛 45g　　鱼鳔 10g

桑螵蛸 15g　　盐巴戟肉 30g　　生姜 45g　　大枣 12 枚

水煎服，7 剂。

上药服完接服粉药：培元固本散 + 砂米 30g、炮附片 100g、川贝 20g、蛤蚧 6 对、肉桂 20g。制粉，3g/次，3 次/日，热黄酒送服。

2013 年 10 月 16 日：粉药服完，症状基本没有，左脉平稳右关沉，舌红，粉白苔，大便不是很顺利，嘱其克服不良习惯，养成良好生活习惯。患者年轻，机体复原较快，上一料粉药加火麻仁 50g 继服善后。

睾丸炎

庞舒朝，男，43 岁，房地产开发商，2011 年 11 曰 12 日来诊。

患者近半年来一直右腹部隐隐作痛，下阴胀痛，服多种消炎药、输液，效果不明显，停药病情加重。诊见双脉浮数，尺脉弱，舌淡白，大便干结，腰困疼，检查肝功无异常，其他脏器亦无异常。

肝经右升，循阴器而过，患者种种症状应属肝经伏寒，肾经下陷引起。宜散寒理中温水。

制方如下：

制附片 45g（日加 5～90g）　干姜 45g　炙甘草 30g
吴茱萸 30g　白术 45g　党参 45g　茯苓 30g
泽泻 30g　肾四味 120g　盐巴戟 30g　细辛 45g
桂枝 45g　白芍 30g　生姜 45g　大枣 25 枚

加水 2.5kg，熬至 300g，3 次服。7 剂。

禁生冷、房事。

2011 年 11 月 21 日二诊：上药 7 剂服完，右胁痛减，下阴胀大减，痛加重，腰困疼基本消失，双脉转沉，矢气多，纳可，小便利，拉稀软便。

上方改制附片 100g，炙甘草 60g，余药不变，继续服用 7 剂。

2011 年 11 月 30 日三诊：右胁、阴部疼痛减轻，双脉缓和，关脉弦滑，舌苔转为淡红，阴霾渐消，急攻。制方如下：

制附片 100g（日加 10～150g）　干姜 45g　炙甘草 60g
吴茱萸 30g　白术 45g　党参 45g　茯苓 45g
泽泻 45g　五灵脂 30g　肾四味 120g　盐巴戟 30g
细辛 45g　桂枝 45g　白芍 30g　麻黄 10g
生姜 45g　大枣 25 枚

加水 2.5kg，熬至 300g，3 次服。7 剂。

2011 年 12 月 9 日四诊：服药 21 剂，诸症基本消失，右关弱，双尺可，便稀软，小便热急。制方如下：

制附片 150g（日加 10～200g）　干姜 45g　炙甘草 30g
吴茱萸 30g　白术 45g　党参 45g　茯苓 30g
泽泻 30g　肾四味 120g　盐巴戟 30g　细辛 45g
桂枝 45g　白芍 30g　肉桂、砂仁各 10g（后下）
五味子 30g　猪苓 30g　白芥子(炒研)30g　生姜 45g
大枣 25 枚

加水 2.5kg，熬至 300g，3 次服。7 剂。

2011 年 12 月 18 日五诊：诸症全消，大腿内侧出疹，奇痒，2 天后消失，寒邪依次透出，制方如下善后：

（1）炮附片 30g　干姜 30g　炙甘草 60g　红参 30g（另炖）

吴茱萸 10g　五味子 10g　白芍 45g　黄芪 60g　10 剂

（2）培元固本散

胎盘 2 个　灵芝孢子粉 100g　琥珀 50g　红参 50g

五灵脂 50g　炮附片 200g　炒谷芽 100g　鹿茸 50g

全虫 50g　蜈蚣 100 条　砂米 50g

制粉，热黄酒冲服，每日 3 次，每次 2g，1 周后加至每次 3g，以后酌情加减，以每次 5g 为宜。

患者随访至今，无明显不适，自感身体轻健，眠可，纳可，二便正常，精神愉悦，佳。

阴囊潮湿

张某某，男，34 岁，2013 年 2 月 17 日诊。

大腿内侧厥阴经循行部位较有规律处疱疹，每年春天加重，小便淋漓 2 年多，舌红无苔，舌尖红，每到亥时感觉身体两侧燥痒，阴囊潮湿。双脉浮洪，左关沉弱。

虚火上浮，先引火下行。

（1）熟地 90g　盐巴戟肉 30g　天冬、麦冬各 30g　茯苓 30g

五味子 15g　紫油桂粉 3g（米丸吞）　3 剂

（2）麻黄 10g　制附片 23g　细辛 15g　吴茱萸 15g

黄芪 150g　当归 15g　桂枝 15g　通草 10g

炙甘草 10g　土茯苓 45g　苦参 10g　苍术 15g

定风丹各 30g　生半夏 30g　红参 30g　五灵脂 30g

生姜 45g　大枣 12 枚

加水 2kg，熬至 300g，3 次分服。14 剂。

（3）同仁堂加味青娥丸每日下午 5 ~ 7 点服用 1 丸。

2013 年 4 月 19 日：阴囊潮湿基本好转，亥时身体两侧燥痒好转，小便淋漓明显好转，舌淡苔白，脉缓。

（1）麻黄 10g　制附片 30g　细辛 45g　吴茱萸 30g
黄芪 250g　当归 45g　桂枝 45g　炙甘草 30g
通草 30g　土茯苓 60g　苦参 30g　苍术 30g
益智仁 30g　覆盆子 30g　生薏仁 45g　定风丹各 30g
生半夏 65g　红参 30g　五灵脂 30g　生姜 45g
大枣 12 枚

加水 2. 5kg，熬至 300g，3 次分服。药渣重煎泡脚。14 剂。

（2）同仁堂金匮肾气丸每次 2 丸，每日 2 次，服至立夏。

患者后来电告知所有症状好转，遂停药。

口吐清水

韩某某，女，教师，北海中学教师，2012 年 9 月 19 日来诊。

口吐清水近 2 年，有异味，每晚睡觉需用塑料袋包住两耳，枕头每被口水浸湿，2 年来多方求医问药无效，苦不堪言，言语中间吐口水多次，面白，便可，纳可，眠差，舌淡，有轻微齿印，大牙不好，脉沉，关滑。

土湿不能制水，反被水侮，水既侮土则易灭火。制方：

制附片 45g　炮姜 60g　炙甘草 120g　党参 30g
五灵脂 30g　白术 45g　茯苓 45g　泽泻 45g
苍术 30g　生薏仁 45g　肾四味各 30g　麻黄 5g
细辛 30g　生姜 45g　大枣 12 枚

加水 2. 5kg，熬至 300g，3 次分服。14 剂。

服 1 剂症状减，3 剂后症状基本消失，药后症状全消，患者喜不自胜。后因过食辛辣、生冷，症状又有反复，于 10 月 5 日再诊：

制附片 60g　炮姜 90g　炙甘草 120g　党参 30g
五灵脂 30g　白术 90g　茯苓 45g　泽泻 45g

猪苓 30g　　肉桂 15g　　苍术 30g　　生薏仁 45g
肾四味各 30g　　麻黄 5g　　细辛 30g　　生姜 45g
大枣 12 枚

加水 2.5kg，熬至 300g，3 次分服。5 剂。

药后痊愈，至今未犯，嘱其注意忌食生冷。

此病初看无从下手，辨证为土湿不制水后，重用甘草，甘草生于沙漠边缘，固水之力甚强，以大剂理中汤，改干姜为炮姜，并以苍术、薏仁燥中土之湿，茯苓、泽泻、猪苓利水，通利水道，给水之去路而显效。组方以四逆、理中、五苓散、麻附细为基础而一举奏功。

奔豚证二例

1. 张某某，女，51 岁，市工会工作，2014 年 1 月 2 日诊。

2013 年 4 月份以来打嗝不断，胃镜检查言贲门关闭不严，服各种中西药乏效，面萎黄，大便不利，不成形，舌淡苔白，右关沉、滑、弱。

诊：脾土虚寒，阳明失降。

生半夏 130g　　吴茱萸 30g　　桂枝 45g　　白芍 90g
炙甘草 30g　　炒莱菔子 45g　　柿蒂 45g　　代赭石 60g
生姜 90g　　大枣 25 枚　　饴糖 150g　水煎服，2 剂。

2014 年 1 月 6 日：药后呃逆效果不明显，大便量增加，改方：

炮附片 30g　　生半夏 130g　　吴茱萸 30g　　桂枝 45g
白芍 90g　　炙甘草 45g　　干姜 45g　　炒莱菔子 90g
柿蒂 45g　　代赭石 120g　　生姜 90g　　大枣 25 枚
饴糖 150g（化入）　水煎服，2 剂。

1 月 8 日：药后打嗝没有明显改善，只是大便量增加。上面 4 剂药，按常规治疗打嗝，药已经用至极致，症状无丝毫改善，必有他因，细询之下，患者言去年 4 月份去做按摩，时间在上午巳时，其手法由下腹向上推行，此时脾经当令，君火升腾，手法相逆，加之患者本气虚弱，致厥气上逆而致病，正合奔豚汤证，遂变方：

制附片 30g　红参 30g（另炖）　三石、煅紫石英各 30g

肉桂 5g、沉香 5g、砂米 10g（捣）（后下）　山萸肉 60g

山药 45g　生半夏 65g　吴茱萸 15g　怀牛膝 45g

茯苓 30g　泽泻 30g　炙甘草 30g　肾四味各 20g

生姜 45g　大枣 12 枚　水煎服，3 剂。

1 月 11 日：打嗝次数减少，间隔时间增长，便量增加，每早准时上厕所，双脉平稳，但左脉大于右脉，得效守方，稍做变动：

制附片 30g　红参 30g（另炖）三石、煅紫石英各 30g

肉桂 5g、沉香 5g、砂米 10g（捣）（后下）　山萸肉 60g

山药 45g　生半夏 65g　吴茱萸 15g　怀牛膝 45g

茯苓 45g　泽泻 45g　炙甘草 30g　肾四味各 25g

生姜 45g　大枣 12 枚　水煎服，5 剂。

14 日来电：基本不打嗝，但今天无大便，告知患者勿用微波炉热药，顺其自然继续服药。

15 日早来电：早起连拉 3 次，稀黄水，第一次较臭，拉后没有乏力之感，伏邪由阳明下泻，按奔豚汤意，邪应从小便泻去，患者小便量如常，反有小肠火之状，缘于患者本气虚，肾气弱，任冲素有寒邪胶结而不得从小便泻出，嘱其勿慌，继续服药。

2014 年 1 月 17 日：拉肚止，打嗝反复严重，病程较长，药量轻，双脉沉缓，舌绛。

制附片 90g　红参 30g（另炖）　三石、煅紫石英各 30g

肉桂 15g（后下）　沉香 10g（后下）　砂仁 30g（捣，后下）　山萸肉 90g

山药 45g　生半夏 65g　吴茱萸 15g　炙甘草 60g

怀牛膝 45g　茯苓 60g　泽泻 45g　猪苓 30g

肾四味各 25g　生姜 45g　大枣 12 枚　3 剂

1 月 21 日：双脉平，症减，小便利，舌绛。原方 3 剂。

药后症状均消，追访至今未犯。

2. 王某某，女，42 岁，2013 年 9 月 11 日来诊。

1 个月前突发气逆，四肢凉，几欲昏死，常在子时发作，胸中闷，易干呕，双脉弱，左寸口、关沉、弦细，按心脏病治疗已经断续服用中药 1 个月，所用药方偏寒凉，药不对症，所以反复缠绵难愈。

诊：奔豚证。先以理中而去药误。

方：白术 45g　干姜 60g　党参 45g　五灵脂 30g
炙甘草 60g　生半夏 65g　吴茱萸 15g　制附片 45g
肾四味各 20g　肉桂 10g、砂仁 30g（后下）　生姜 45g
大枣 12 枚

加水 2kg，熬至 300g，3 次分服。3 剂。

2013 年 9 月 16 日二诊：服药 3 剂，睡眠改善许多，胸中急闷不下，患者病发奔豚，3 剂理中去药误，随后主以温氏奔豚汤：

制附片 45g　红参 30g　山药 45g　三石、紫石英各 30g
山萸肉 60g　沉香 6g（后下）　砂米 15g（后下）　安桂 10g（后下）
吴茱萸 30g　怀牛膝 45g　炙甘草 45g　生半夏 130g
茯苓 45g　泽泻 45g　肾四味各 30g　生姜 45g
大枣 25 枚

加水 2. 5kg，熬至 300g，3 次分服。5 剂。

第 2 剂药后，所有症状均消，秋分前来诊，诉因参加宴席，食生冷食品，又因亲戚心脏病住院，病情似有发作趋势，原方 5 剂。嘱其寒露过后可适当进补，固补下元，彻底杜绝奔豚发作之势。

奔豚证，《诸病源候论》列气病第八论，原文如下：夫奔豚气者，肾之积气，起于惊恐忧思所生。若惊恐则伤神，心藏神也；忧思则伤志，肾藏志也。神志伤，动气积于肾，而气上下游走如豚之奔，故曰奔豚。其气乘心，若心中踊踊，如事所惊，如人所恐，五脏不定，饮食辄呕，气满胸中，狂痴不定，妄言妄见，此惊恐奔豚之状。若气满支心，心下闷乱，不欲闻人声，休作有时，乍瘥乍极，吸吸短气，手足厥逆，内烦结痛，温温欲呕，此忧思奔豚之状。

上述患者家中亲人突患急病，患者惊恐过度而致病，稍有急事即有病发之兆，应断为惊恐奔豚。

《金匮》列治疗奔豚方三个：其一奔豚汤方：川芎、当归、白芍各60g，半夏120g，黄芩10g，甘草60g，生姜120g，葛根150g，甘李根白皮1升。

从其方组成来看，该方着重于肝气受惊而致的奔豚证：当归、川芎、白芍柔肝，半夏、生姜、黄芩同用有泻心汤之意，调寒热、散痞结、降冲逆，黄芩兼清肝胆之热，葛根浮长表阳明，给邪气以出路，甘草培补脾土，与白芍同用更增缓急止痛之效，甘李根白皮一药在《外台秘要》治奔豚13个方中出现8次，可见其为治奔豚要药，《长沙药解》谓其“下肝气直贲冲，清风木之郁热”，但其性苦寒，直接影响整个配方，本方偏于寒凉，因此该方应适用于肝气郁结生热之热性奔豚气病，但现在人们生活习惯的改变和生活方式的改变以及自然环境改变，热性奔豚证已经较为少见。其二桂枝加桂汤方（伤寒论－太阳病117条）：桂枝150g、芍药90g、炙甘草60g、生姜90g、大枣12枚，其原条文有“发汗后，烧针令其汗”，病人被针，心中恐惧，加之“针处被寒”而“核起而赤”，心阳虚而下焦肾中阴寒之气乘虚上乘于心发为奔豚，因此在桂枝汤中加重桂枝的用量加强心阳的力量以治其证，另用艾灸散其寒，本方对症治疗寒性奔豚，从组方来看，本证发病与心肾两经有关，桂枝汤调和营卫加桂更增辛温助阳，通脉止冲而安奔豚。其三欲作奔豚之茯苓桂枝甘草大枣汤方（伤寒论－太阳病65条）：茯苓250g、炙甘草60g、大枣15枚、桂枝120g，以甘澜水1斗，先煮茯苓，减2升，内诸药，煮取3升，温服1升，日3服。从本方的立意看，此奔豚是由于肾阳虚衰，下焦本有水饮内停，却又发汗不当（应为发汗过度）致使心阳受损，心阳虚而不能制下水，因此重用茯苓、桂枝行水温阳以安奔豚，甘草、大枣以安中，用甘澜水取其扬之多遍，水性大消，其势下走而不助水邪，防止奔豚气发于未然。

师父专辑载温氏奔豚汤适合于由于下元亏损、元阳虚衰而引得一切寒性奔豚。

火土双亏

李某某，男，40 岁，个体。

2011 年 11 月 2 日来诊。自述大便时稀时干结，腰部困疼明显，房事不力，处于废止状态，经常上火，胃部疼痛，反酸，脱发，舌边齿印明显，胖大白腻，双尺微弱几不可触，纳呆，经常手淫。

诊为火土双衰，水寒土湿。制方如下：

制附片 60g（日加 10g～100g）　炙甘草 60g　干姜 90g
白术 15g　党参 15g　茯苓 15g　五灵脂 15g

加水 2kg，熬至 300g，7 剂。

2011 年 11 月 10 日二诊：脉沉，拉稀软便，胃部不适减轻，初服得效，守方，7 剂。

2011 年 11 月 18 日三诊：服药后手脚热，食增，眠佳，其妻远在广东打工，无房事，晨勃明显，期间有手淫，双脉和，舌淡胖大。制方：

制附片 100g　炙甘草 60g　干姜 90g　白术 15g
党参 15g　茯苓 15g　五灵脂 15g　肾四味各 15g
盐巴戟 15g　狗脊 15g

加水 2kg，熬至 300g。7 剂。

2011 年 11 月 27 日四诊：外症消，胃部没有明显不适，舌边齿印底部变红，渐消，双关滑数。制方：

制附片 100g（日加 10～150g）　炙甘草 60g　干姜 90g
白术 45g　党参 30g　茯苓 30g　五灵脂 30g
肾四味各 30g　盐巴戟 30g　白芍 45g　桂枝 15g
生姜 45g　大枣 10 枚　7 剂

2011 年 12 月 9 日：上药服至第 4 剂，出现腹胀、腹泻，浑身困乏，寒邪散去之象，伤寒云：脾家实，腐秽当去故也。

（1）一鼓作气，驱邪外出：

制附片150g（日加10～200g）　炙甘草60g　干姜45g
白术30g　党参15g　茯苓15g　泽泻15g
五灵脂15g　肾四味各30g　盐巴戟30g　生姜45g
大枣10枚　7剂

（2）固本善后

紫河车2个　党参50g　五灵脂50g　公丁50g
郁金50g　三七100g　人工灵芝50g　蛤蚧5对
炒内金100g　砂米100g　琥珀50g　血竭50g
炒谷芽200g　凤凰衣100g　炮附片300g　干姜100g
炙甘草100g　肉桂30g

制粉，每次5g，每日3次。米汤送服。

20天后电话追访患者，患者云，诸症均消，浑身轻健，食欲大增，二便及睡眠正常，晨勃明显，坚持服用培元固本散。

太阴虚寒

兴某，男，36岁，2013年10月10日来诊。

便干多日，有吸毒史，服烂积丸后泻肚，曾因厥阴寒积服药多剂后症状消失，泻后症状重现，右尺滑，舌苔腻厚。理中为先：

制附片30g　细辛45g　大黄30g　白术45g
党参45g　五灵脂30g　炙甘草30g　半夏65g
公丁香30g　郁金30g　生姜45g　大枣12枚

加水2.5kg，熬至300g，3次分服。5剂。

2013年10月15日：腻苔减轻，脚后跟无力减轻，人迎沉滑，原方加黄芪250g，升麻30g，柴胡30g，5剂。

2013年10月21日：舌苔腻厚减轻，原方7剂。配服金匮肾气丸。

2013 年 10 月 29 日：舌苔腻厚持续减轻，舌根部苔厚，口干，原方加藿香 15g、佩兰 15g、白蔻仁 10g、山药 45g，5 剂。

2013 年 11 月 3 日：服药后反胃，原方生姜改 125g、生半夏 130g、葛根 90g，7 剂。

2013 年 11 月 10 日星期日：眼皮涩困，头左部困，便不成形，细短，后背困减轻，服降压药，小便多，脉劲，右尺弱，舌苔粉白、薄。

制附片 30g	山药 45g	党参 45g	五灵脂 30g
三石、煅紫石英各 30g		山萸肉 60g	怀牛膝 45g
肾四味各 30g	盐巴戟肉 30g	肉桂 10g（后下）	沉香 10g（后下）
砂仁 30g（后下）	升麻 30g	葛根 60g	吴茱萸 15g
大黄 60g	细辛 45g	生姜 45g	大枣 12 枚

加水 2. 5kg，熬至 300g，3 次分服。5 剂。

2013 年 11 月 16 日：诸证均轻，10 余年来首次出现散步疾走头部微微出汗，矢气，精神好，面色缓和，效不更方，原方改：

制附片 90g	山药 60g	党参 45g	五灵脂 30g
三石、煅紫石英各 30g		山萸肉 60g	怀牛膝 45g
茯苓、泽泻各 45g	生半夏 65g	肾四味各 30g	盐巴戟肉 30g
肉桂 10g（后下）	沉香 10g（后下）	砂仁 30g（后下）	升麻 30g
葛根 60g	吴茱萸 15g	大黄 60g	细辛 45g
生姜 45g	大枣 12 枚		

加水 3kg，熬至 300g，3 次分服。7 剂。

2013 年 11 月 23 日：血压明显下降，双脉匀缓，诸症均轻，因心存疑虑，仍未完全停服降压药，圆运动复原已见成效，原方改：

制附片 100g	山药 60g	党参 45g	五灵脂 30g
三石、煅紫石英各 30g		山萸肉 60g	怀牛膝 45g
茯苓、泽泻各 45g	生半夏 130g	肾四味各 30g	盐巴戟肉 30g
肉桂 10g（后下）	沉香 10g（后下）	砂仁 30g（后下）	升麻 30g

葛根 60g　吴茱萸 15g　麻黄 15g　大黄 60g
细辛 45g　鬼针草 30g　玉米须 30g　毛冬青 30g
生姜 45g　大枣 12 枚

加水 3kg，熬至 300g，3 次分服。7 剂。

2013 年 12 月 9 日星期一：多日来血压趋于平稳，以前身体较胖，肚子大，现明显减瘦，肚子小了一大圈，面色润和，精神佳，头部两侧发麻、紧，源于中气不足，脉匀缓，舌底润，白苔：

桂枝 45g　白芍 90g　炙甘草 30g　葛根 60g
生半夏 65g　川芎 45g　白芷 15g　生姜 45g
大枣 12 枚　水煎服，3 剂。

患者此次药后，没有继续服用中药，但已停服降压药，嘱其远离毒品，饮食清淡，坚持适量运动，追访至今，症状均消，精神健硕。

土弱不生金

张某某，女，42 岁，沁阳市人。2013 年 8 月 25 日来诊。

病情：胃部多发性息肉、结肠息肉，手术两次，便可，每夜丑时易醒，面萎黄，声微气低，体瘦，言语之间轻咳不断，受寒加重，双脉沉弱，双尺微，舌底淡，中间粉厚苔，舌两边瘀，舌底瘀黄，月经提前，量少。

诊：阳明为阳经，却由于寒邪积聚而频发息肉，太阴阳明运动失圆，身体元阳大亏，寒邪遍伏三阴。醒脾为先，方：

制附片 45g　干姜 45g　炙甘草 60g　党参 30g
五灵脂 30g　公丁香 30g　郁金 30g　生半夏 65g
瓦楞子 60g　茯苓 45g　白术 45g　藿香 10g
佩兰 10g　漂海藻 60g　醋元胡 30g　鱼鳔 10g
肾四味各 30g　生姜 45g　大枣 12 枚

加水 2. 5kg，熬至 300g，3 次分服，药渣重煎泡脚。7 剂。

2013 年 9 月 3 日二诊：药后拉黏软便，伏邪下泻，脉较前有力，双尺起，舌中粉白苔褪去大部，腹中仍隐隐作痛，畏寒，受寒咳嗽加剧，原方制附片45g（日加5～60g）。7剂。

2013年9月11日星期三三诊：脉沉，白露后出现腹胀，两日后恢复正常，舌中腻苔尽去，舌质红，湿滑，因受寒，不停咳嗽，少阴经循咽喉而下，少阴肾气虚弱不能上承，咽喉时时作痒，受寒则更甚，方：

制附片60g（日加5～90g）		干姜60g	炙甘草60g
党参30g	五灵脂30g	公丁香30g	郁金30g
生半夏65g	瓦楞子60g	茯苓45g	白术45g
藿香10g	佩兰10g	漂海藻60g	醋元胡30g
鱼鳔10g	肾四味各30g	土元15g	生姜45g
大枣12枚			

加水3kg，熬至300g，3次分服，药渣重煎泡脚。7剂。

另：前4剂加麻黄10g，细辛45g，五味子45g，壳白果20g（打），炙紫菀、炙冬花各45g。

9月19日四诊：双脉缓、浮，沉降不足，舌中腻苔尽去，舌稍绛，湿滑，便不成形，阴道有红色分泌物。睡眠改善，纳可，咳嗽基本好转，面色缓和，渐有光泽，已中病机，继续运中土溉四维，行运轴行轮之法，以大理中汤加减，方：

制附片90g（日加5～120g）		干姜90g	炙甘草60g
白术90g	藿香15g	佩兰15g	麻黄15g
细辛45g	党参45g	五灵脂30g	生半夏65g
吴茱萸15g	漂海藻60g	桂枝45g	白芍45g
山药45g	茯苓45g	泽泻45g	肾四味各30g
五味子30g	瓦楞子60g	生姜45g	大枣12枚
肉桂10g	砂仁30g（后下）		

7剂，每剂服2天。

艾灸中脘穴、足三里，重灸关元穴。

2013 年 10 月 7 日星期一五诊：右脉大于左脉，脉沉缓，尺弱，受凉后依旧轻咳不断，少阴之气力弱，不能上乘于咽喉，故而咽痒咳嗽，舌正中间薄白苔，两边则光红无苔，纳可，睡眠较以前大为改善，正值寒露节气，继疏中土：

制附片 120g（日加 5～150g） 干姜 90g 炙甘草 120g
土元 15g 急性子 30g 漂海藻 120g 党参 45g
五灵脂 30g 生半夏 65g 麻黄 15g 细辛 45g
五味子 30g 白术 90g 焦曲楂各 45g 瓦楞子 60g
两头尖 45g 肾四味各 30g 吴茱萸 30g 生姜 45g
大枣 25 枚

每剂服 2 天，14 剂。

汤剂服完后停药，继服培元固本散：

培元固本散 + 炮附片 300g 炙甘草 100g 干姜 100g
肉桂 30g 砂米 50g 川贝 50g 蛤蚧 5 对
两头尖 100g 止痉散（50g－100 条）

制粉，每次 4g，热黄酒冲服，每日 3 次。

2014 年初，电话询问患者近况，告知培元固本散已经服完，精神大为改观，整个冬天没有感冒咳嗽，现在一服装店帮忙。

脾胃虚寒

郑某某，男，34 岁，2013 年 10 月 3 日来诊。

腹泻，便不成形 1 年余，有咽炎、食道炎，胃反酸，食道有烧灼感，服奥美拉唑，时有尿淋漓，脉沉，双关极弱，左尺弱，舌边红，中有少许燥黄苔。

诊：太阴虚寒，脾经下陷。方：

党参 45g 五灵脂 30g 公丁香 30g 郁金 30g
赤石脂 30g 肉桂 10g 制附片 23g 干姜 23g

炙甘草30g　　海螵蛸15g　　土元10g　　麦冬30g

生姜45g　　大枣12枚　水煎服，7剂。

2013年10月12日二诊：便每日2次，已停服中药8天，以往如3天不服药，食道烧灼感和胃反酸即严重，现停药后无任何不适，效不更方，原方7剂善后。

师父创三畏汤治疗胃病，在我所经历的胃病中全部用到，从没有任何问题，且效果极好，用红参、五灵脂各等份制粉服用，治好多例胃溃疡。有时外出碰到此类病人，书三畏汤，大多数人在当地无法抓药，因为大多药师都忌讳三对畏药，不敢越雷池半步，不求有功，但求无过，可叹啊！

后记

初稿完成之后，心中仍怅然若失，师父远去，无法为我审定，遂赴广州与大师兄陈长青商榷。在广州的几天时间里，我感触深刻，长青师兄为完成师父遗志，每日诊务繁忙之余，以培养古中医接班人为己任，创立“汉古李可古中医学堂”，现有在学学生30余人。长青师兄每日早上9点出诊，常常中午1点多方能吃午饭，下午2点半出诊，往往月上西梢才能看完病人，用自己超出常人的毅力支撑“汉古医馆和学堂”的发展。学堂每周都要组织学生进行3个晚上的学习与研讨；为了取得道地的中药材，还要奔波于全国各地实地考察，劳累过于常人。长青师兄虽诊务繁忙，却仍然抽出时间与我详细讨论，认真修改，心中甚为感动。

师父擅用附子、川乌、生半夏等有毒药材，是在辨证精准的基础上，通过大量的实践掌握了驾驭这些药材的方法。我跟师时常常能感到万马奔腾，斩关夺隘的激烈心情；又能感觉到挥舞这些兵器而将病魔斩除后的满足和羽扇轻摇的怡然心情。治病如用兵打仗，战机转瞬即逝，需抓住时机，雷霆出击，否则悔之晚矣。但同时一定要谨守病机，逐日累加，不可盲目地大量使用。一旦判断错误则会造成严重后果，甚至危及生命。这时不认为是自己学艺不精，反将所有的责任归于附子，认为附子有毒、附子伤阴等，是错误的。

中华文明是四大文明中唯一没有断层的文明，是古人数千年智慧的结晶，我们每一个中国人都应该为有这样灿烂辉煌的历史文化而感到骄傲。在滚滚的历史长河中，斗转星移，朝代更迭，无尽的风流人物都淹没在历史洪流之中，只有中医在数千年的发展中没有中断过，每一个朝代都在不断地完善和积累，直至清末民初，西方医学的传入对中医的传统疗法产生了极大的冲突。但是不管是中医或者是西医，它都是一门救人的医学，既然两者都为救人而立，就应该互相借鉴。

在医言医，勿以怪论乱神，这是师父对每一个徒弟的告诫。师父所创立的法度，是我今生的不懈追求，我将沿着师父的足迹一直无怨无悔地走下去，为中医的复兴而奋斗终生。